中公新書 2177

真野俊樹著

入門 医療政策

誰が決めるか、何を目指すのか

中央公論新社刊

はじめに——問題点は何か

「失われた一〇年」あるいは二〇年という言葉を持ち出すまでもなく、日本経済が停滞から回復しない。もともと政治は三流、経済は一流といわれた国でのこのありさまであるから、社会生活がかなり厳しいものになっていることは想像に難くない。

しかし、そんななかでもついこの前までは、世界に誇るべきものがあった。そのひとつが、医療であった。医療水準は、コスト（費用）と医療へのアクセス、その質で評価されるのだが、日本の医療は、コストは先進国では最も安かった。質も、たとえば平均寿命は世界有数である。医療へのアクセスも、国によっては救急車を呼ぶとタクシーのようにお金が必要であったり、入院までの待ち時間が長いために手術をなかなか受けることができない、といった問題があるのに比べれば、救急車も無料で自由にどこの医療機関をも受診できる日本の医療制度はきわめてありがたいものである。

ところが、近年、急速に「医療崩壊」という言葉がマスコミをにぎわし、実際にその例として、「たらいまわし」や「医療事故」などが問題視されている。また、高齢者の医療費増大と財源の問題、TPP（環太平洋パートナーシップ）と医療保険制度の問題など、現在の日本の医療制度は、大きな嵐《あらし》の中にある。

しかし、問題の解決は一筋縄ではいかない。

医療には利害関係者が多い。人はいつかは死ぬわけであるから国民全員が利害関係者といえないこともないが、医療を受ける可能性がある人、医師や看護師、薬剤師をはじめ、医療に従事している方や近接領域の介護に従事している方、さらには、医療保険を運営している保険者といった、さまざまな立場の人がさまざまな利害をもっている。年金の問題のように単にお金を配るだけではないところが難しい。

かつては提供者主体の制度に則《のっと》って厚生労働省を中心に行政が政策を立案し、それでよしとされてきたが、近年、国民の意識の高まり、財政の逼迫《ひっぱく》という変化にともなって、患者主権という考え方が重要になってきている。

しかし、ここで判断が難しいのは提供者主体の政策立案が望ましいのか、患者中心の立案が望ましいのかである。さらに、これまでは経験や現場の声を中心にして、「勘と度胸」で政策が決められてきたが、このような現場からのインプットが重要なのか、それともデータや理論にもとづく第三者からのインプットが重要なのかという点もある。

そして次なる問題は、医療政策の決定者の問題である。誰《だれ》が医療政策を決めているのであろうか。そして誰が決めるのが望ましいのであろうか。もちろん、決定者だけが問題なのではなく決定のプロセスも問題である。

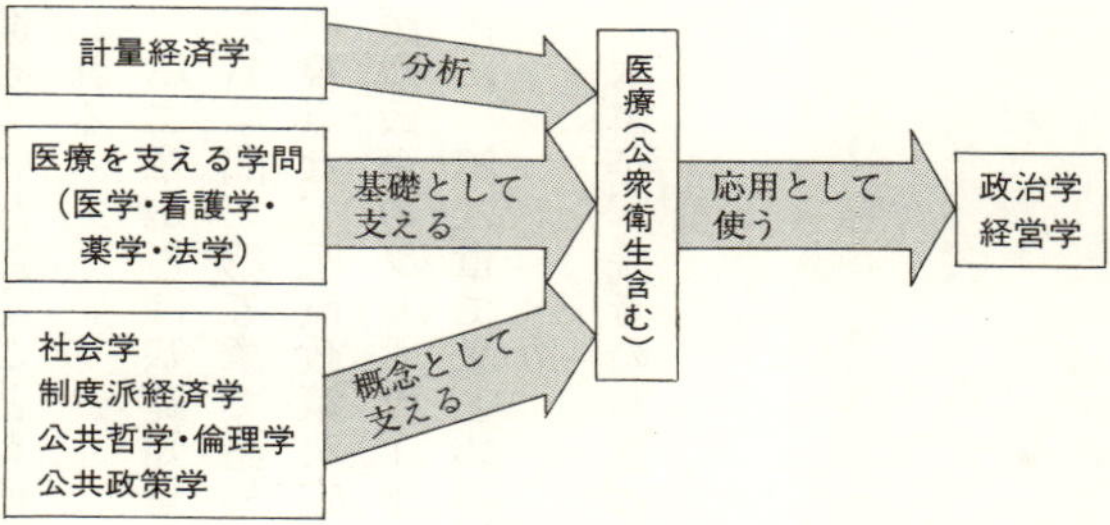

これらは、まさに本書の主題であるので、本論で順にみていきたい。

このような状況を踏まえ、本書ではいくつかの学問をベースに日本の医療政策入門としての整理を行い、日本の医療政策を分析し明日への提言をまとめたい。

ただし、医療政策の議論は複雑、膨大で簡単に結論が出るものではない。本書は、その議論を整理し、混乱があればその本質を学問的に整理しようとするものである。いっぽう、大きな言い方をすれば、諸学問の出口として医療政策を考えようという野心的な試みでもある。この意味では、図のように各学問が関係すると思われる。

本書は、七つの章に分かれているが、第一章で、メディア等での取り上げられ方、インパクトの大きさから読者のみなさんの関心が高そうな代表的な政策課題を挙げて解説した。医療政策の複雑さや広範さから、課題を挙げても簡単に解決することはできないが、逆にある程度踏み込まないと、内容も把握できないので、すこし難解になっている場合もあろう。場合によっては第一章を抜かして、第二章から読み進めていただくことも可能である。第一章で概説した部分が第二章以降で深まっていくと思われる。

第二章からは基礎知識として、第二章で医療関連の歴史、第三章・第四章で医療政策を支える学問、第五章で諸外国のスタンスを眺めていきたい。歴史、学問、国際比較という三つの視点は、医療政策決定の基礎である。第六章からはまた政策課題に戻り、第六章で日本の医療政策のプレーヤーとそのスタンス、第七章でプレーヤーの対立点とその本質をみる。最後に、第八章でまとめと提言を行うという構成になっている。

本書が、読者のお役に立てば望外の喜びである。

入門　医療政策　目次

第一章　現在の医療の政策課題

医療政策とは何か

医療政策、と聞いて読者は、どんなことを思い浮かべるだろうか。文字どおりに捉《とら》えれば、「医療についての政策」のことであるから、税金や社会保険料でまかなわれている医療費の総枠を決定したり、専門職であり国家資格を必要とする医師や看護師、薬剤師の数をコントロールしたりすること、という認識だろうか。

しかし、医療政策とは、もっとずっと多岐にわたるものであり、また国の価値観によって、あるいはその国の方向性によって、さまざまなパターンが存在する。

そこで本章では、医療政策の基本的な枠組みを解説し、現在の日本の医療政策について、その課題を挙げていくことにする。

どこまで政府が関与するのか

まず、医療政策は実際の医療にどこまで関与しているのだろうか。病院の数をどうやってコントロールしているのか、医療行為や薬剤の価格を誰《だれ》がどうやって決定しているのだろうか。

この関与の度合いは国によって異なり、アメリカのように病院の数にも医療行為や薬剤の価格にもほとんど国が関与せず、病院や製薬会社の裁量に任されている国もあれば、日本のように、地域の医療計画や医療行為や薬剤の公定価格、病院の数など、かなり詳細まで決定している国もある。「どこまで政府が関与するか」というのが、医療政策を考えるうえでの重要なポイントである。

さらに、医療行為や薬剤などの対価をどのように支払っているかという問題も重要なポイントである。専門的には「現金給付」とか「現物給付」(注1)といって区別することが多いのであるが、年金の問題のように単にお金を配るだけではないところが難しい。病院や薬局などの医療提供のための組織を動かしていかなければ、医療提供がうまく行われず、形だけのものになってしまうからである。

医療政策を誰が判断、決定するのか

さらに、医療政策を決定しているのは誰かという点も問題である。たとえば、医療提供体制を決定する政府を、前述したように単にお金を配るだけではない、巨大な組織として考えてみよう。その場合に、果たして政治家は適切な判断を下せるのであろうか。

もちろん、日本は民主主義の国であるから、民意によって選ばれた政治家が最終的な判断を下すべきであろう。しかし、政府を巨大な組織としてみた場合にはいくつかの疑問点が出てくる。

一般の民間の組織の場合は、社長に相当する人は、「たたき上げ」が多い。この場合、社長は組織の構成員による民意をある程度代弁しているし、組織が行っている業務の専門性をある程度理解してもいる。あるいは、アメリカのように経営の専門的な勉強をした人が社長になるということもある。この場合は、個別の業務についての専門的な知識は乏しくても、経営手法や財務などに詳しかったり、人を動かすリーダーシップにおいて優れているために社長に任命されたといえるであろう。

これに対して、政治家が医療政策を決定するのは、その素質や能力の点で疑問がないとはいえない。医療についての知識があるのは、まちがいなく医師であり看護師や薬剤師であろう。実際、現在の日本の医療政策には、現場の医師も多数関与している。だが、医師や看護師として優れていても、あくまでそれは医学や看護学上の知識と現場の経験にとどまる。そのため、必ずしも医療政策のエキスパートということはできないのが普通である。しかも、現在の日本では「医療政策学」という学問が、単一の学問体系として存在しない。

したがって、医師などの医療関係者が医療政策の決定に携わる場合、まず政治というものを理解し、その動きや政治家としての修練を積んだうえで、医療政策を担当すべきであるということになろう。

たとえば、松下政経塾や医療政策を扱うシンクタンクなどでの経験も生かしうるであろう。この場合には、前述の民間組織における経営者との類推でいえば、現場出身で組織のなかで育ったたたき上げ経営者に相当する。

いっぽう、政治のプロが医療政策を行うという選択肢も当然にありうる。この場合には、その政治家は経営のプロに相当するわけで、社長のたとえでいえば、アメリカ型の社長である。

日本では従来、官僚主導で医療政策が決定されてきたし、今後も官僚がかなりの影響力を持つことはまちがいないだろうが、この場合には、官庁内のたたき上げが事務次官というトップになるという点で、日本型の社長だといえる。しかし、このたたき上げが必ずしも現場を反映した舵取《かじと》りを行ってこなかったというのが、ひとつの問題だったのである。

もちろん誰が政策を決定するにしても問題が残る。しかし、政策の根拠は明確であったほうがよい。そのため、いま医療政策学の必要性が増大しているのである。

さらにいえば、「医療政策学」の確立と同時に、複雑で重要な医療政策を実行するには、マネジメントがわかり、マネジメントができる政治家や官僚を必要としているといえよう。

医療の政策課題

つぎに、現在の日本の医療における政策課題を整理しよう。課題は千差万別で、非常に細かなものから大きなものまで玉石混交になってしまうおそれがある。そこで、本書では医療制度の根幹に関係するテーマのみを扱うことにする。

医療サービスが高額なわけ①――技術の要素

現在の日本では、まず、政策課題として医療費の高額化が挙げられる。そこでまず現在までの日本の医療費の推移（図1-1）と国際比較（表1-1）を示す。日本が世界一の高齢化社会で高齢化のスピードが非常に速いことはよく知られている。そのため、現在の医療費は国際比較ではさほど高くないが、毎年の伸びが社会保障費をゆるがすのではないかといわれている。

なぜ医療費は高額になるのであろうか。一般に医療費の高騰は以下の六つが原因とされてきた（表1-2）。

①人口の高齢化
②医療技術の進歩
③医療保険制度の普及

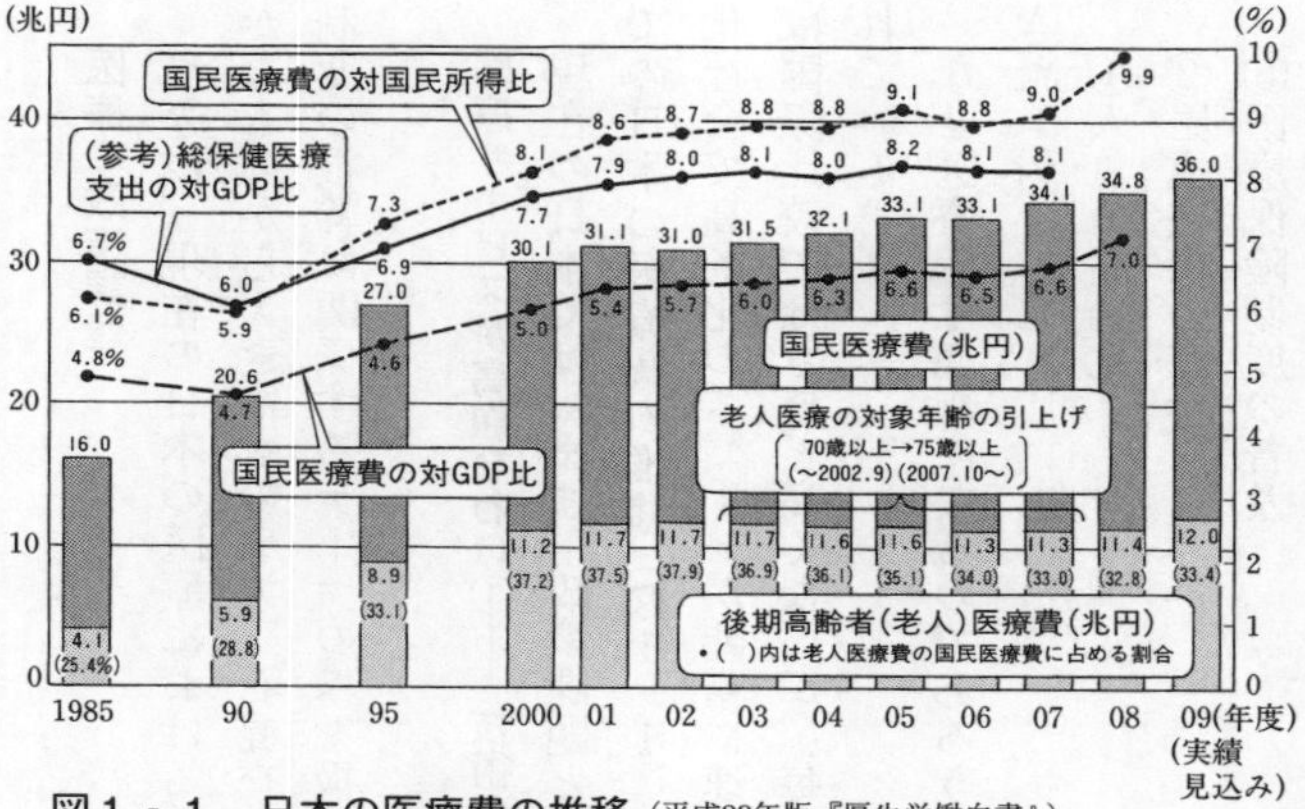

図1－1　日本の医療費の推移（平成23年版『厚生労働白書』）

④国民所得の上昇
⑤医師供給数の増加
⑥医療分野と他の産業分野の生産性上昇格差

⑥については、あとで詳しく解説することにして、簡単に①②③④⑤について述べておこう。

まず人口が高齢化すれば、疾患にかかる患者の数が増えたり、一人の患者がかかる疾患が多くなる。そのために医療費が高くなる。

医療保険制度の普及は、結果として高度な医療技術を受けることができる患者が増えるために医療費の増加を招く。医療における「平等」の原則があるとすれば、優れた新しい技術が開発された場合には、その技術は理論的にはすべての人に可及的速やかに適用しなければならないことになるからである。

国民所得の上昇についてはこうである。豊かな時代になってくれば欲望は減少する。経済学でい

表1-1　医療費の国際比較

国名	総医療費の対GDP比（%）	順位	1人当たり医療費（ドル）	順位	備考
アメリカ	16.0	1	7,538	1	
フランス	11.2	2	3,696	10	
スイス	10.7	3	4,627	3	＊
ドイツ	10.5	4	3,737	9	
オーストリア	10.5	4	3,970	7	
カナダ	10.4	6	4,079	5	＊
ベルギー	10.2	7	3,677	11	＊
ポルトガル	9.9	8	2,151	23	※2
オランダ	9.9	8	4,063	6	＊
ニュージーランド	9.8	10	2,683	22	
デンマーク	9.7	11	3,540	12	※1
ギリシャ	9.7	12	2,687	21	※1
スウェーデン	9.4	13	3,470	13	
アイスランド	9.1	14	3,359	14	
イタリア	9.1	14	2,870	19	
スペイン	9.0	16	2,902	18	
イギリス	8.7	17	3,129	16	
アイルランド	8.7	17	3,793	8	
ノルウェー	8.5	19	5,003	2	＊
オーストラリア	8.5	19	3,353	15	※1
フィンランド	8.4	21	3,008	17	
日本	8.1	22	2,729	20	※1
スロバキア	7.8	23	1,738	26	
ハンガリー	7.3	24	1,437	27	
ルクセンブルク	7.2	25	4,210	4	※2
チェコ	7.1	26	1,781	25	
ポーランド	7.0	27	1,213	28	
チリ	6.9	28	999	29	
韓国	6.5	29	1,801	24	
トルコ	6.0	30	767	31	※1
メキシコ	5.9	31	852	30	
OECD平均	9.0		3,060		

(*OECD HEALTH DATA 2010*)

（注：上記各項目の順位は、OECD加盟国間におけるもの。特記以外2008年、※1は2007年、※2は2006年のデータ。＊の数値は予測値。平成23年版『厚生労働白書』）

要因	医療費上昇率への寄与率（合計で100%）
①人口の高齢化	3.5%
65歳以上の割合が８％（1950年）から12%（1987年）に上昇した期間に3.5%（＝15%／425%）寄与	
②医療技術の進歩	定量的：70～75% 定量・定性的：45～50% 医療技術の進歩が仮説として最も有力
③医療保険制度の普及	17%
④国民所得の上昇	4.5～9%
⑤医師供給数の増加 （ないし医師誘発需要）	ほぼゼロ
⑥医療分野と他の産業分野の生産性上昇格差	25%以下

表１－２　アメリカにおける医療費上昇の５つの要因（1940～90年）（ニューハウス・ハーバード大学教授、アメリカにおける医療費上昇率の５つの要因〔1940-1990年〕兪炳匡『「改革」のための医療経済学』を筆者改変）

うように、同じものであれば、二個目の入手より三個目の入手のほうがそこから得られる効用（満足）は少ない。また、モノが違っていても、だんだん欲しいものは減ってくる。昔であれば、クーラー、車、カラーテレビが欲望の対象であった時代もあったが、今はこれといって欲しいものがない人も多いだろう。しかし、どんな時代になっても求められつづけるものがある。それが健康である。その意味で、所得が高い人は医療費への支出が多い、あるいは国民所得が高い先進国では医療支出が多いことが想像されるし、実証されている。

次に、医師供給数の増加であるが、医師誘発需要という言葉がある。簡単にいえば、供給者である医師が、需要者である患者の意思とは無関係にサービスを提供してしまうことである。これは医師が無理やり患者が嫌がる検査をしているということを意味するわけではない。これらの研究の成果については、兪《ゆ》炳《へい》匡《きょう》の『「改革」のための医療経済学』、河口洋行の『医療の経済学』に詳しい。

アメリカの研究では右の六つの要因のうち、②の「医療技術の進歩」だけで総医療費の増加分の五〇～七五パーセントを占めていると推測されている。先端技術による医療の進歩はめざましいが、他の分野ではコスト低減のための技術進歩もあるのに比べて、医療技術は、個別の患者の治療のために開発されるものが多い。また抗生物質やCTなど、医療の新技術はそれまで不可能であったことを可能にするので、それだけ医療費が増加することになる。技術の進歩は、必ずしも医療の効率の向上、ひいては医療費の減少に貢献せず、費用に跳ね返ってくるのである。これが、医療技術の進歩を医療費高騰の原因の大きなものとして考える理由である。

患者（消費者）の側に立って医療サービスをみると、「こんなこともできるようになったんだ」という喜びや驚きが先に立つが、その裏には膨大な研究開発、技術集積が隠れていることを忘れてはいけない。

日本でも、重粒子線治療や陽子線治療、最新の抗がん剤のような高度先進医療をどう医療保険に取り入れていくか、混合診療の問題と関連して論じられてきたが、今後、高度な医療が取り入れられれば、その費用負担がますます問題になる。

医療サービスが高額なわけ②――サービスの要素

医療費上昇要因の二五パーセント以下ではあるが、価格が高額になりうるもうひとつの大きな要素は、⑥の「医療分野と他の産業分野の生産性上昇格差」である。

一人当たりの生産能力が高くなればコストが下がる。これを生産性の上昇というが、一般に医療のようなサービス産業ほど生産性の上昇が遅れがちであると考えられている。また、そもそも日本ではサービス分野の生産性が低いといわれている。

一部の経済学者たちは「ある産業の生産性向上が経済全体の生産性向上に遅れている場合、その産業の財・サービス物価は上昇する」と説明する。たとえば、男性のヘアカット・サービスの生産性は五〇年前と現在で大差はない。しかし、理容師の実質賃金は他の勤労者と同程度に増加しているし、理髪料も一九五九年の約一六〇円から四〇〇〇円程度に上昇している。これは、生産性上昇がみられない産業でも賃金が上昇しなければ労働力確保が難しくなるからである。それゆえに、理容師業界でも賃金とともにサービス料金を値上げせざるをえない。

医療の生産性向上が遅れているということは、国民医療費の一割を占める介護ケア（日本では介護保険内のサービス）や在宅ケアでは事実であろう。いっぽう、急性疾患の医療の生産性は経済全体の生産性向上に遅れることなく進歩している。たとえば、死亡原因の上位三つ

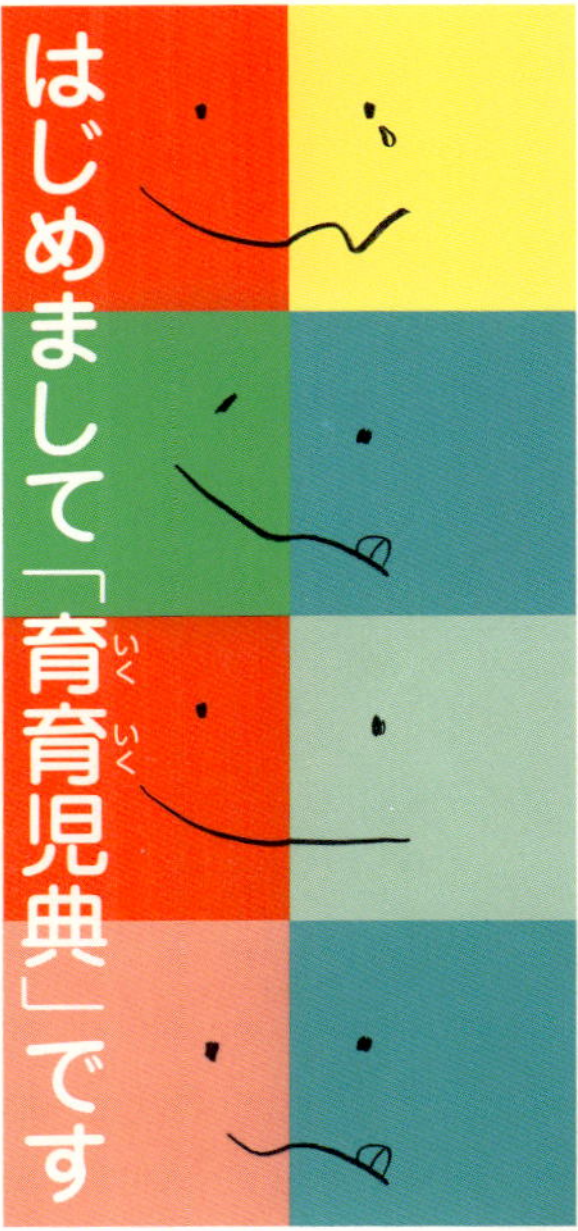

毛利子来・山田　真

B5判変型・上製函入・2分冊

［暮らし編］480頁［病気編］528頁　定価3990円（税込）

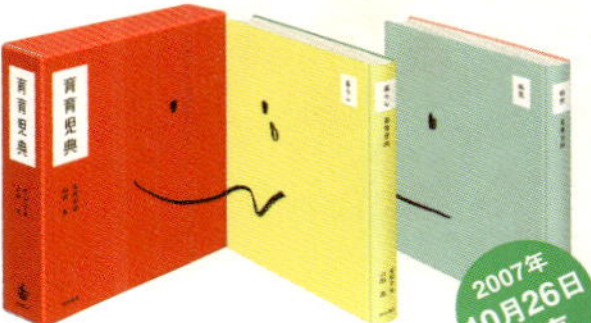

装丁：森本千絵

岩波書店

暮らし編

病気編

である心臓病、がん、脳卒中の治療方法は五〇年前と今とではまったく異なり、治療の質は向上し、生産性も上昇しているはずだ。

では、医療の生産性向上の遅れは医療費の高騰にどのくらいかかわっているのか。この点については、経済学の考える技術進歩の枠組みと医療費用に与える技術進歩の影響の違いを指摘しておかねばならない。一般の経済学では、技術の進歩は費用を下げ、最終的には価格を下げて消費者の効用を増すという考え方が普通である。

しかし、この原理は医療の場合に必ずしも当てはまるとはかぎらない。むしろ逆だといわれるのが医療の世界である。なぜなら、患者の個別性が強いため、標準化に限界があり、費用が下がりにくいからだ。たとえば、ＩＴ技術を利用した電子カルテを導入し、コストダウンをしようという議論がある。だが、現在、電子カルテを導入している病院の多くが電子カルテの仕様の病院ごとのカスタム化を要求しているように、標準的な電子カルテは実態には合わず、いっぽうでは標準化が進み、相当廉価にならなければ採算にはのりにくい。

生産性が低ければ何が起こるか。市場の原則に従えば、供給が少なくなるので需要があれば価格は上がる。実際、多くのサービス分野において日本市場は値段が高いことが指摘されている。また日本の人件費は高いのでその部分でもサービス提供の価格を押し上げる。

そこで、一般のサービス業では、提供するサービスに格差をつける。たとえば、価格によって受けられるサービスを変えるのである。典型的なのはホテルで、高額なホテルになればなるほど、顧客あたりの従業員数が増加し、サービスの質もよくなる。

しかしながら、医療の世界では患者によって金額や医療に差をつけることは認められていないし、認められるべきではないかもしれない。またさらに難しいのは、医療の世界では個別性も強く、また病気の性質によって手間が変わってくる、すなわち価格を高騰させる要因があるのだが、公定価格なので価格上昇分を消費者に転嫁することができない。また、価格によってサービスに差をつけることもできないのである。そのため、生産性の上下が価格の変動につながらないのである。ここに、日本の医療機関の経営者のつらさがあり、いわゆる「医療崩壊」の一因もここにある。しかし、いっぽうで、この生産性の問題は公定価格でない国では医療費の上昇につながる可能性が高い。

五つの政策課題

以上のような医療費の高騰原因を踏まえると、医療の政策課題として下記の五つが挙げられる。

①国民皆保険をどのようにして維持するか
②公定価格である医療の価格決定をどう考えるか
③公的な要素がある医療の規制緩和の問題をどう解決するか

④医師数の問題をどう解決するか
⑤医療費の財源問題をどう解決するか

これらの問題には共通するふたつの要因がある。

ひとつ目は、今まで聖域とされ比較的財政制約が少なかった医療に対して、特に小泉（純一郎）構造改革以降、財務的な視点が加わるようになったことである。この流れによって、医療政策は大きな影響を受けているのである。ふたつ目は、医療政策はこれまで厚生労働省が一省で取り仕切ってきたが、いまや経済産業省や文部科学省、国土交通省、外務省などが多かれ少なかれ関与し、そのまとめ役としての内閣府や金銭面での財務省の関与が大きくなってきていることである。この変化によって、医療政策もまた大きな変動を遂げつつある。

①国民皆保険をどのようにして維持するか

国民皆保険制度は、誰でも医療を受けることができる、すなわち格差が少ないという点では理想的な制度であり、先進諸国では現代的な福祉国家の要素という位置づけで、アメリカを除いて国民皆保険制度あるいはそれに近い制度をとっている。また、アメリカでもオバマ政権が成立させた医療保険改革法が、二〇一二年六月に合憲の判決が下されるなど国民皆保険制度導入に向けた流れになっている。しかし、アジアの新興国や中東の国々などのように皆保険を目指そうとしても、金銭的な制約や国としての考え方の相違から実現できない国もある。

日本では、平等を重視する国民性と豊かな財政から国民皆保険制度が創設され、これまで維持されてきたが、今後それが維持できるのかという点が論議されている。

そもそも、すべての国民に一〇〇パーセント加入を強制してカバーする国民皆保険制度（イギリスや北欧のように税による一〇〇パーセントカバーも含む）は、「医療制度のゴール」といえるのだろうか。

そうであるとすれば、日本でいわれるように、「皆保険制度がないのでアメリカの医療は劣っている」といいきれる。もちろん、オバマは皆保険制度の創設を公約し、後述するように不完全な形であるが、それを実現させた。したがって、アメリカであっても国民の総意は皆保険制度であり、そうであれば、皆保険制度は国際標準であり、歴史の進歩にそった最終的な制度であるということになる。

いっぽう、国民皆保険が「医療制度のゴール」でないとする立場の人は、医療にも本格的に市場原理を持ちこむべきだと主張する。

いずれにせよ、先進国の医療保険制度においては、国民皆保険制度を持たないアメリカ型が特殊であるといえそうである。そしてアメリカも優れた制度である皆保険に収斂《しゅうれん》していくのか、あるいは多元性のひとつのままであるのか、関心があるところである。

皆保険制度の課題としては国の財政の問題に尽きるといってよいであろう。つまり、増加する医療費を支えられるのかという点である。したがって問題は、国民皆保険制度が最善の国際標準になるという点がほぼ認められたとしても、日本がどこまで財政的に寛容であるべきか、という点であろう。

②公定価格である医療の価格決定をどう考えるか

毎年のように、診療報酬や薬価の改定が、大きな話題となる。産婦人科医の不足を改善するために産科の診療報酬を増やすなど、政策誘導も行われている。しかし、なぜ日本では国が診療報酬の決定をしているのであろうか。

多くの先進国では公的な保険制度が存在しており、日本のみならず多くの国で保険償還(注2)の価格は国が決めている。

これは、通常の財とは異なり、政策的には国が財源を負担するので、消費者(患者)と提供者(たとえば医師)の個別の契約あるいは交渉で価格を決めるのではなく、国が関与する必要があるからである。

いっぽう、その根拠を経済学に求めれば、消費者と提供者との間の「情報の非対称性」と、医療という命や病気に関係するサービスに対する交渉力の違いによるところが大きい。

情報の非対称性とは経済学の用語である。似た言葉に不確実性という言葉もあるので、ここでまとめて定義しておこう。情報の非対称性とは、ある財の需要側と供給側との間に、保有する情報の質や量に差異がある状態のことである。たとえば中古車市場のようなケースである。中古車を買おうとする消費者は、その車のことを必ずしも十分に知らないのに対して、ディーラーは前の所有者の情報や事故歴などの情報を持っており、交渉力には圧倒的な差がある。多かれ少なかれ、どんな財でも需要側と供給側との間に情報の差はある。その製品やサービスを一〇〇パーセント理解してから、購入することはないはずだ。

しかし、医師と患者の間ではこの情報の非対称性が大きい。医師は最低六年間、医学の勉強をしてきていて、豊富な医学知識を持つ。いっぽう、患者は、突然病気になっておろおろしていて何もわからない。このような患者と医師との間の情報の非対称性の弊害は、一般に患者側に発生し、その結果、患者が、命を失う、障害が残るといった不利益を被る可能性があるので問題である。それゆえ従来は、パターナリズム（父権主義）が必要であるとされてきた。たとえば、がんの患者に「あなたはがんである」という情報を開示せず、「わたしに任せておきなさい」といった、「よらしむべし、知らしむべからず」という話が今まで正当化されてきたのだ。「患者に間違った情報を与える」として制限されてきた医療機関の広告規制もこれにあたる。

つぎに「不確実性」という言葉について説明しよう。経済学者のフランク・ナイトは、広義の「不確実性」を情報量の制約と定義したうえで、確率の測定可能な不確実性をリスク、また事象の希少性から確率を測定しえない不確実性を「真の不確実性」と考えた。たとえば、地震の発生はリスクであり、事業の成功は真の不確実性であるとされる。

不確実性にはふたつの場合がある。ひとつは、需要サイドの不確実性である。これは、情報不足から来る場合もあり、一般的によくみられるものである。医療を例にすれば、自分の現在の健康状態や、将来医療をどれだけ必要とするか、どれくらいの確率で必要となるのかは、ほとんどの患者にとって不確実であろう。

いっぽう、供給サイドの不確実性というのもある。これは、一般の財やサービスの場合には普通はみられない不確実性である。たとえば、コンピュータを修理する業者とそれを依頼する客の場合には、客はどこが壊れているのかわからないが、修理する側はそれがわかっている。しかし、医療の場合は、病院が最善を尽くしても治療がうまくいくかどうか、確実にわかっているわけではない場合もある。これが供給側の不確実性である。医師で医療経済学者の池上直己は、医療は、必要な（適切な）医療と不必要な（不適切な）医療に簡単に二分することはできず、状況によってはその中間に適切な医療が広く存在すると指摘している。これは供給側の不確実性を意味する。

医療は情報の非対称性や不確実性を持つ財であるという点で、価格による資源配分に失敗が起きるという問題が生じる。いいかえれば、提供者側の言い値で価格が決まってしまう可能性があるのである。

さらに、医療は、命や病気というものを扱うので、何とか治療してほしいと考える患者は弱者の立場になり、交渉力がない。

診療報酬とは

このような理由で、多くの国では医療について公的に価格が決定されている（表1-3）。自由診療が主体のアメリカにおいても公的な高齢者保険であるメディケアや州による保障制度であるメディケイドでは公的な価格決定がなされている。

公的な価格決定には正確に現場の状況を把握しきれていないという問題がある。ただ、この公定価格にはもうひとつのポイントがある。必ずしも医療の提供者側にとって不利になるとはかぎらないということだ。

詳しくは後述するが、アメリカ医師会は、オバマ大統領が進めた国民皆保険に当初反対であった。その理由としては、政治が価格を決めることへの反発も大きくあった。実際、アメリカの公的な保険制度であるメディケアで利用可能な治療は、自由診療に比べて価格が安くなるというデータもある。

しかし、日本ではこの価格決定については、国民皆保険制度に直結する部分もあるために、日本医師会は反対していない。

公的な価格決定とは診療報酬の体系の決定のことである。診療報酬には、①保険診療の範

	診療報酬支払い方式	
	診療所・開業医	病院
アメリカ（メディケア）	出来高払い制 （診療報酬点数表に基づいて支払う） （RBRVS方式：医師の各医療行為の価値を、当該行為に使用した資源の量に基づき評価し、その結果を点数として表す考え方）	DRG-PPS方式（疾患別定額払い制：入院患者の分類に従い、あらかじめ定まった額を支払う）
イギリス	登録人頭制（登録患者数に応じて支払う）＋基本診療手当（各種加算あり） 別途診療所借料等の補助あり	NHS（National Health Service: 国民保健サービス）病院トラストは保健当局との契約に基づき支払いを受ける （NHS病院トラストの運営は独立採算で行われる）
ドイツ	総額請負制（保険医協会に保険診療を一括して請け負わせ、その費用を保険者より一括して支払う。個々の医師については、医師会より点数表に基づき出来高払いで配分される）	入院費用 ・特定の療養については、１件当たり包括払い制 ・１件当たりの包括払いの対象とならない給付については、１人１日当たり定額の形で支払われる診療科別療養費＋基礎療養費 別途、建物等について州からの補助があり（今後中期的かつ段階的に診療報酬に一元化の方向）
フランス	出来高払い制（毎年国会で決められた医療費の伸びの枠内で、全国疾病金庫と医師組合が協約〔診療報酬〕を締結。枠を超えた場合は、次年度の診療報酬減額または払い戻しが行われる）	公的病院 　総枠予算制 私的病院 　地方疾病保険金庫と各病院の契約により決定された１人１日当たり定額のホスピタルフィーと全国協約方式によるドクターフィー
日本	出来高払い制（各診療行為についてそれぞれ評価を行い、評価額の合計を診療報酬として支払う方式） 一部包括払い方式	外来＝同左 入院 ・療養環境、看護及び医学的管理費用については入院基本料で患者１人当たりの定額払い ・手術料等については原則として出来高払い ・特定の病棟については、入院基本料と技術料を包括払いする仕組みあり（特定入院料） ・一部病院において診断群分類別包括評価（DPC）を導入

表１－３　診療報酬制度の国際比較（社会保障国民会議資料）

囲・内容を定める、すなわち保険診療の品目表としての性格と、②個々の診療行為の価格を定める、すなわち価格表としての性格のふたつがある。

特に、この品目表をどう定めるか、またどのように運用するかが、後述する混合診療の議論につながってくる。すなわち、保険償還範囲の決定と、保険に含まれる医療と保険外の医療を抱き合わせて診療した場合に保険部分の支払いを認める（混合医療）かどうかである。混合診療の禁止は、日本の医療制度の大きな特徴になっている。

そして、診療報酬体系をどう定めるかによって、以下のような影響が出て来る。ここで医療機関とは病院、診療所、調剤薬局を指す。

①医療機関の収入源の変更→医療機関の経営に影響
②医療費の配分の変更→医療機関の間での医療費の配分に影響
③医療サービスの提供の促進・抑制→医療提供体制のあり方に影響

つまり、診療報酬の変更は医療機関へのインセンティブの変更になるのである。

この診療報酬の問題は皆保険制度の課題にきわめて関連が深い。特に「保険診療の範囲・内容を定める、すなわち保険診療の品目表としての性格」については、認める品目を絞ってしまえば、皆保険制度が骨抜きになる可能性がある。この点は後述する混合診療問題とも関連する点である。

③公的な要素がある規制に対する緩和問題をどう解決するか

医療は公的規制が多い分野である。公的規制は、経済的規制と社会的規制に分けられる。「経済的規制」には、参入を制限して独占を認める代わりに供給義務を課したり、料金を定めて価格規制を行うことなどがある。医療における経済的規制の例には保健所の紹介で感染症の患者が病院を受診する場合があるが、このとき、医療機関は価格にかかわらず受診を拒否できない。このようなケースは供給義務にあたる。医療保険内の医療は公定価格なので、価格規制であるといえる。

いっぽう、「社会的規制」とは、消費者や労働者の安全・健康の確保、環境の保全、災害の防止等を目的として、商品の質に一定の基準を設定したり制限を加えるなどの規制を指す。医療の場合、供給者側では、病院の人員配置基準を決めたり、受け手側では予防注射を受けさせたり、一定規模以上の企業に産業医を配置させたりといった規制がある。特に医療分野には社会的規制が非常に多いといえる。

これらの規制を緩和しようという動きが一九九六年の橋本（龍太郎）行革以降、活発になった。特に自民党政権時代には、混合診療の解禁が大きな論点であった。そこで、ここでは混合診療の問題と、今後、大きなテーマになっていくであろう、病床規制の問題を取り上げてみよう。

混合診療問題とは

日本の医療保険制度では、医療保険で診ることができる診療の範囲を限定している。そして、一部でも医療保険の適用外の自費診療があると全部を自費診療にしなければならない。いいかえれば、一部は自費、一部は保険というのは原則できないことになる。これを混合診療の禁止という。たとえばがんの治療で自費診療である未承認の抗がん剤の治療を行えば、本来、公的な医療保険でまかなわれる他の血液検査やレントゲン検査といった費用も自費で支払わなければならない。(このルールの例外となっているのが、保険外併用療養費制度というもので、この制度に入っている項目は、一部自費・一部保険というのが可能になっている。これは、入院時の個室料といったアメニティにかかわるものと、心臓移植や歯科のインプラント治療のように高度な医療にかかわるものに分けられる。)

なぜそのような制度にしているかというと、自費と保険の併用を認めてしまうと医療費がどんどん上がるかもしれないという懸念と、不適当な医療を保険診療と混合にしたり、不正な請求が行われるかもしれないという危惧《きぐ》があるからだ。

この混合診療をめぐっては、多くの論争が行われてきた。より高度な医療を多くの人が受けられるようにするためには混合診療の解禁が必要であるという主張や、収入の多寡にかかわらず公平な医療を受けられるようにするためには混合診療の解禁は避けるべきであるという主張など、立場によってさまざまな意見がある。

この議論は日本の医療制度の根幹に関連しており、また何を公平と考えるかという国民の価値観をめぐる論争でもある。

病床規制とは

公的規制のもうひとつの代表例として、病床規制がある。病床規制は地域によって、入院ベッド数の上限を決定し、それ以上の増床を認めないというものである。地域の医療ニーズに応じた医療提供施設の体系的整備と医療費抑制を目的に、一九八五年（昭和六十年）の医療法改正により制度化された地域医療計画では、医療圏（医療計画の単位となる区域）の設定および基準病床数（地域ごとの医療提供上必要とされる病床数）について定めることとされている。

そのなかで、二次医療圏（特殊な医療を除く一般の医療需要で、主として病院における入院医療を提供する体制の確保を図る区域）として、地理的条件や日常生活の需要の充足状況、交通事情などの社会的条件を考慮し、全国で三四九圏域（二〇一一年四月一日度現在）が定められている。また、三次医療圏（特殊な医療需要〔先進的技術を必要とする医療、発生頻度が低い疾病に関する医療等〕に対応するために設定する区域）が、基本的に都道府県単位で定められている。基準病床数は、二次医療圏と三次医療圏それぞれについて、その地域にどの程度の病床数を整備すべきかという整備目標として位置づけられるとともに、それ以上の病床の増加

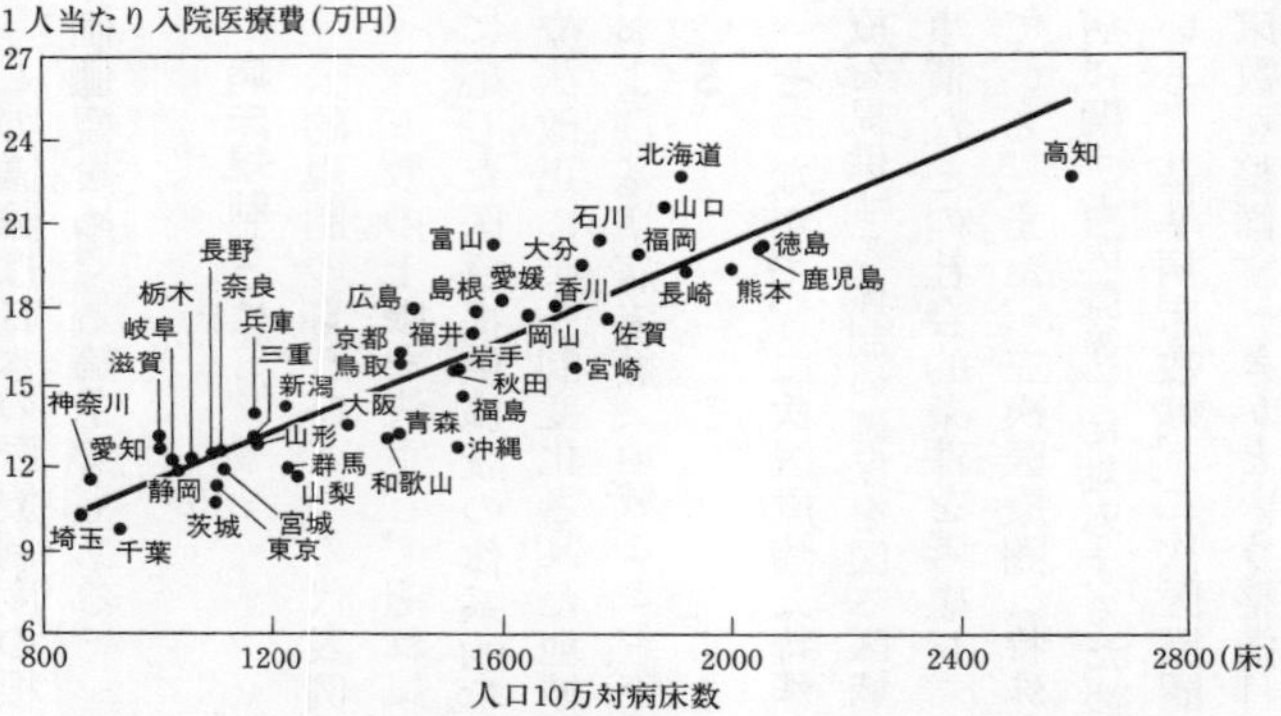

図1－2　病床数と入院医療費の相関（1998年）　相関係数は0.907であり、入院医療費と病床数にはかなり強い相関がある（厚生労働省「平成10年度　国民健康保険医療費マップ」http://www1.mhlw.go.jp/toukei/h10-iryo/14page_19.html）

を抑制する基準となっている。

病床（医師）が多いと医療費が増加するという、医師誘発需要仮説があるため、医療費を抑制しようとして病床の規制が行われているのである。厚生労働省がまとめた医師誘発需要の状況を図1－2に示す。

病床規制は、医療における規制の代表例であるが、二〇〇二年十二月には、内閣府の総合規制改革会議が以下のような指摘をした。

①病床規制により医療機関の競争が働きにく、既存病床の既得権益化が生じ新規参入が妨げられていること

②基準病床数の算定方法が現状追認型で、対人口比の地域間格差があること

③地域の実情、ニーズに応じた適切な機能別の病床数の確保ができていないこと

これらが問題であるため、病床規制の緩和が

必要であるというものであった。

民主党政権下の規制制度改革分科会でも、病床規制の緩和が提案されている。いずれにせよ、住民に選ばれる医療機関の開設や増床が柔軟にできるようにする必要がある。休眠病床が既得権化され、患者に選ばれない医療機関をいたずらに延命させるようなことは患者視点に立てば弊害でしかない。いっぽう、病床規制の緩和を行えば、病床が増えることによる過当競争、不必要な入院の増大といったマイナスの側面が生じるおそれも指摘されている。

④医師数の問題をどう解決するか

現在の日本では、いわゆる医療崩壊が起こっているとされる。医療崩壊とは、これまではそれなりにまわっていた医療体制が何らかの原因で立ちゆかなくなることで、主たる原因は医療者不足とされる。なかでも大きなものが、医師不足である。図1-3に日本とOECD諸国の人口一〇〇〇人当たりの医師数の比較を示す。

そもそも医師は増えているのか、減っているのか。日本医師会によれば、全国大学の医学部入学定員は、二〇一〇年度には二〇〇七年度よりも一二二一人増加して八八四六人となる。二〇〇八年は二七・五万人の医師数が、二〇二五年度には三三・九万人にまで増加すると推計されるという。いっぽう、人口は二〇〇七年の一億二七七七万人をピークに減少し、二〇二五年には一億一九二七万人と見込まれるので、二〇二五年には人口一〇〇〇人当たりの医師数は二・八人になると想定される。これは現在のG7平均の二・九人に近い水準であり、医師数は決して不足していないとしている。

いっぽう、厚生労働省が二〇一〇年に病院等の施設を対象に行った大規模な調査によれば、約二万四〇〇〇人の医師が不足していることが明らかになったという。

両者の資料を総合すれば、現状では医師数は増加しつつあるが、配置にアンバランスがあるために医師がまったく足りない地域も存在するというところであろう。

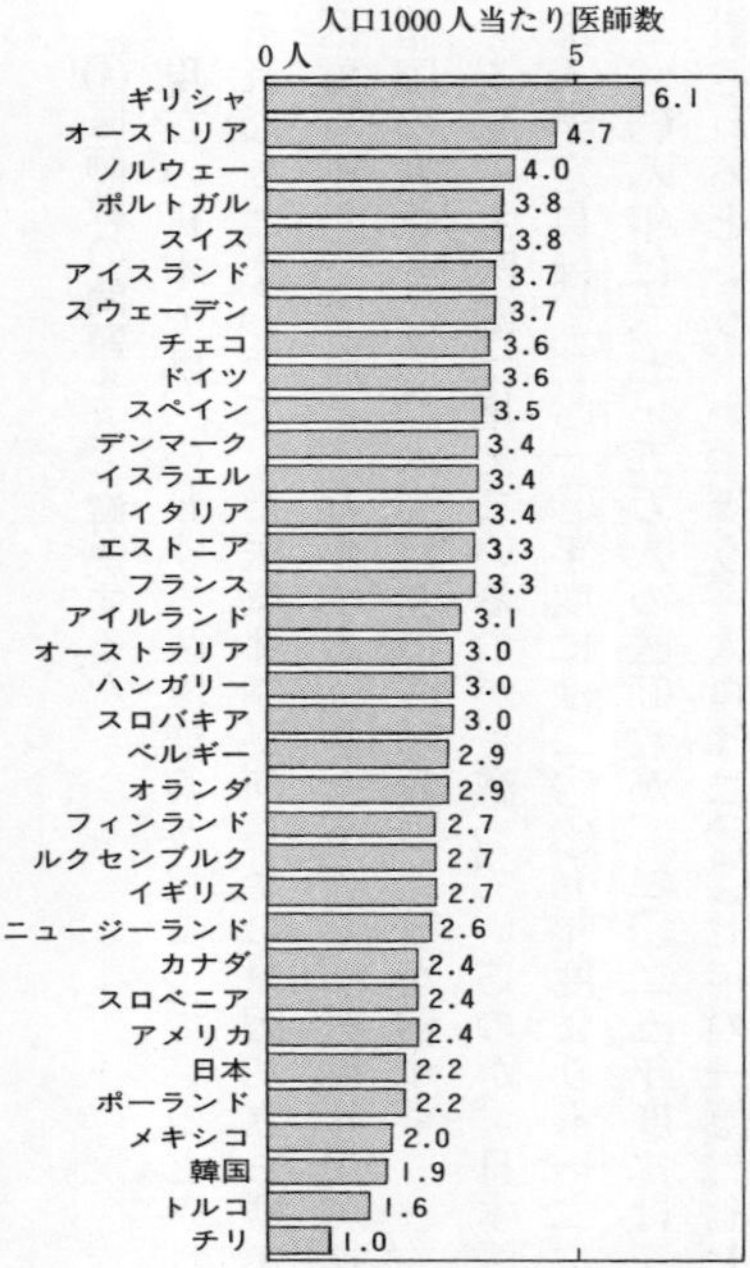

図1-3　医師数の国際比較（2009年）（注：臨床など、医療関係に就業している医師が対象。スウェーデン、デンマーク、オーストラリア、オランダ、フィンランド、日本、チリは2008年、スロバキアは2007年のデータ。資料：*OECD Health Data 2011*）

医師不足が問題になった原因のひとつに、いわゆる「名義貸し」の減少が挙げられる。二〇〇三年に北海道内の大学に在籍する一部の医師が、勤務実態がないのに名義だけを医療機関に貸し、その対価として報酬を受け取っていたことが発覚し、それが全国的に行われていることがわかった。医療法施行規則で定められた標準の医師数を満たしていない状態を「標欠」という。従来は、この名義貸しによって標準を満たしている病院が多数存在し、暗黙裡《あんもくり》に認められていた。しかし、この事件がきっかけになって、名義貸しに対して厳しくなり、全国的に名義貸しを取り止《や》める措置が講じられたため、医師不足の実態が顕在化することになったというのである。

第二の原因は、これまで医師免許取得後の二年間、任意で行われていた臨床研修が、二〇〇四年四月から必修となったことである。これにより、それまでは卒業した大学の病院で研修することが一般的であったのが、環境のよい都市部の病院に研修医が流れたといわれる。厳密にデータで検証すると、さほど都会に集中しているわけでもなさそうであるが、従来の研修の中心であった大学病院の研修医が半分近くに減ったことはまちがいない。

これによって大学病院での医師不足がおき、大学病院の医師を他の病院へ派遣できなくなり、医師を引き上げる事態が起きた。

さらに、問題になっているのは、医師の開業による病院勤務医の不足であるといわれる。近年、病院からの新規開業医数はさほど増加していないのであるが、いずれにせよ、診療科目あるいは偏在による医師不足といえる。

⑤医療費の財源問題をどう解決するか

医療政策を論じるうえで避けて通れない最後の問題が、医療費の財源問題である。医療費は今後も増え、二〇二五年には現在の二倍近くの六〇兆円を超えるという厚生労働省の試算もある。それに対して、国民皆保険制度の維持も含めどのように財源を手当てするのかが非常に大きな問題になっている。

この問題については、それだけで何冊分もの紙数が必要だし、またすでに書籍も多くあるので、ここでは、そのおのおのの詳細に踏み込むことはせず、政策的にふたつの視点を紹介したい。

自由か平等か

最初に、公平に対する考え方である。これについては、主に経済学者が主張する自由を重視する立場と、平等を重視する立場がある。

問題はこの自由と平等のふたつが両立するのかどうかである。

民主主義の基本理念が平等であるいっぽう、資本主義の基本理念は自由である。個々人の自由を限りなく認めていけば平等は成り立たないし、平等を過度に重視すれば国などが個々人の自由を制限するという行動に出ざるをえない。

そのため、近代社会においては自由と平等が両立するようにさまざまな工夫をこらしてきたわけである。イギリスの政治哲学者A・D・リンゼイは、民主主義とは各人の相違を認め、一致していない見解をも発言させうるような討論の場を持つシステムであるべきだと考えている。たとえば、一人の人間が能力と運によって莫大《ばくだい》な富を得たとしよう。その個人には収入や資産に応じて累進的な税負担を行わせ、その税金を貧困層などに再配分することで自由と平等が両立するようにするのが近代国家である。そのために、日本を含め先進国の国民は、「自由と平等」の矛盾をそれほど実感せずに過ごしてきた。

自由と平等という視点では、自由を限りなく追求すれば国民皆保険制度は廃止または縮小するという立場になるし、現在の日本の方向性のように平等を重視していく立場では国民皆保険制度を維持し、そのために増税や保険料の増加を図るという立場になる。

普遍主義か選別主義か

もうひとつの視点は、普遍主義と選別主義という、もう少し社会保障寄りの視点である（表1－4）。

普遍主義は、個々のものより普遍性や全体を重んずる立場である。たとえば、ある国の国民であれば平等に年金を受け取る権利がある、といったものである。選別主義は、誰か特定

論点	普遍主義	選別主義
ミーンズテスト	実施しない	実施する
スティグマ	権利性や尊厳を確保できる	スティグマ付与
捕捉	すべての人をカバーできる。ただし福祉依存やフリーライドあり	漏救が発生する
財政	予防・早期対応のため効率的	必要なところへ効率的に配分できる
社会的連帯	社会的連帯の促進	社会的分裂を深め、二級市民を形成
理念	制度的再分配	残余性

表1-4　一般的に語られてきた普遍主義と選別主義の論点

(Jones et al.(1978, pp.44-47), Gilbert(1985=1995, pp.57-59), Burden(1995, pp.85-86), Spicker(1995=2001, p.63), 平岡(1991, pp.79-91)、杉野（2004, p.52）を参考に作成。金子充ほか「日本社会福祉学会第57回全国大会理論第3分科会報告レジュメ(2009年10月11日)」)

の個人や、あるいは何らかの階層を選び出すことになる。選別する基準は個人の所得であったり、社会の階層であったりする。

近代福祉国家では、医療保険や年金保険のような制度・方法が社会保障の核となっていることが多い。近代的な社会保障は、すべての国民を対象とし、貧困者についてもすべての権利を守り、すべての社会的事故に対処するという、いわゆる普遍的原則に基づいている。日本でも、介護保険がつくられたことによって、所定の保険料を支払っている人であれば、年齢、要件などの基準はあるにせよ介護保険の対象となった。これは、それまでの「措置」から「保険」へ、選別主義から普遍主義へと変わったことを示している。

いっぽう、選別主義の考え方は、生活保

護の必要がないのに受給する人を減らすためのミーンズテスト（注3）のような資産調査によって、受給資格があるかどうかを選別する公的扶助に限定される。

しかし、近代福祉国家でも、より厳密には、所得により自己負担（注4）に差をつけるという選別主義になっていることも多い。例を挙げると、イギリスの児童手当は全該当児童を対象とする普遍主義に立っていたが、一九六七〜六八年の改正で経費削減のため所得制限を伴う選別主義に変更している。

なお、日本では民主党が、普遍主義の思想から、子供手当に所得制限を設けないという方針を打ち出したことは記憶に新しい。ここが社会保障に対する自由民主党と民主党の違いでもある。

所得によりサービス給付に格差をつけるという視点でみれば、イギリスやスウェーデンのように医療保障を税金で行っている国は、相対的には普遍主義の立場に立ち、ドイツ、フランス、あるいは日本のように社会保険を中心に行っている国は、相対的には選別主義の立場に立って医療を保障しているともいえる。

いずれにせよ、今後、医療費の高騰に伴って財源問題が深刻化するなかでは、日本のような税と社会保険の混合ではなく、小児、高齢者、生活保護者の医療費については自己負担なしで税金を投入し、通常世代の医療には社会保険で自己負担割合を所得によって階層化するという考え方もあろう。これには、社会連帯の仕組みであり共助の仕組みである社会保険と、公助の仕組みである税の役割を明確化するという意味もある。(注5) いっぽうで、民主党政権で検討されているような、現在の社会保険を一本化するという突き抜け方式(注6)もあろう。もちろんこの場合には、弱くなる所得再分配機能に関しては税において累進性を強くすることになろう。あるいは、世界的な税のフラット化の流れを意識するのであれば、社会保険料を税以上に累進的にする方法もある。(注7)

ちなみに、この考え方は、通常世代の医療を民間で行っているアメリカの医療制度に似ていないこともない。

以上、本章では、重要ないくつかの政策課題を解説した。これだけでも、医療政策というものが非常に複雑で、簡易な解決策がないということがわかっていただけたと思う。第二章からは、体系的に医療を考え、医療政策を考えていきたいと思う。まず、基礎知識として、医療関連の歴史、医療関連の法律を眺めていきたい。

(注1) 現物給付とは、医療のサービスの対価を政府なりが補填《ほてん》し、患者が直接支払わなくてよいようにすること。

(注2) 保険償還とは、たとえば支払った医療費が被保険者に戻される(償還)ことをいう。日本においては、公的医療費で償還される範囲を意味することも多い。

（注3）これは、たとえば劣等処遇の原則によって恥辱感（スティグマ）を与えて生活保護の必要がないのに受けたがる人を減らすためでもある。

（注4）ここでいう自己負担とは、あくまでサービスを受給するときの自己負担である。すなわち、社会保険の保険料による再分配機能を否定するものではない。

（注5）社会学者の池田省三は、自助は自己責任、公助は公的サービスもしくは公費給付、共助は社会保険給付、互助はコミュニティ、友人、ボランティアによる支援や慈善、寄附を指すとする。本書ではもう少し広く、互助に、ここでいる共助も含め、自助、互助、公助の三区分とする。

（注6）突き抜け方式とは、事業主が自分のところで働いた人をすべて（退職者も含め）保険対象とする考え方。その医療費を被用者保険グループ全体で支える仕組みを設けることになる。

たとえばサラリーマンの場合、退職後も現役時代に加入していた保険に加入しつづけて、国民健康保険の被保険者にはならず、退職者が多くなりがちな国民健康保険の負担を減らすというもの。

（注7）この場合、社会保険料における事業主負担が問題になる。ドイツのように企業負担の上限を決めるのも一法であろう。

第二章　日本の医療の歴史と特徴

医療政策を決める要件は、①その国の歴史、②学問的な支柱、③海外も含めての世の中の流れと、④そのときのプレーヤーの構造になる。この章から、この四つについて順番に考えていきたい。

本章では、日本の医療の歴史と特徴を考えてみよう。

まず、国民皆保険制度の創設以前の医療提供体制、医療保険制度の歴史を、日本の経済や政治の構造にも触れつつ、概観する。制度のみにとどまらず、医療そのものの歴史についても触れる。

日本においては医療そのものだけでなく、医療保険制度においてもドイツの影響が大きかった。そして、近代国家の形成以降、高度経済成長がすすむにつれ、ドイツのような産業政策とつながった社会保障制度から普遍的な制度への移行が試みられた。

ドイツ医学の導入

最近でこそカルテの記載も英語や日本語になったが、ガーゼ、レントゲン、エッセン（食事）、カルテ（診察録）、クランケ（患者）など、医学の世界では日常的に使い慣れた言葉が、ドイツ語に由来することがしばしばである。ドイツ医学の導入はなぜ起き、それは日本の医学にどのような影響を及ぼしたのであろうか。単純にいってしまえば、退けられたイギリス医学とドイツ医学の差は、実学や応用志向の差であり、イギリスやそれに続いたアメリカの医学よりは実学的あるいは実証志向である。(注1)

ここからその歴史をひもといてみたい。

一八六九年（明治二年）、佐賀藩の医師相良治安《さがらちあん》が、政府の「医学取調御用掛《いがくとりしらべごようがかり》」に任命され、日本の近代医学のモデルを選択することになった。当時の政府閣僚は、戊辰《ぼしん》戦争の折に、会津などで献身的な働きをしたイギリス人医師のウィリアム・ウイルスの手柄を評価し、イギリス医学を推薦した。当時の医学の流れは、漢方からオランダ医学へ、さらにイギリス医学へという流れになっていたのである。治安は、これに異論を唱え、結果的には、指導国をドイツに切り替えさせたという。

この根拠としては、次の三点があったとされる。

①当時のドイツ医学は基礎医学の分野で世界的発見が相次ぎ、発展していたこと

②治安の恩師フルベッキの「ドイツ医学が世界に冠たるもので日本はドイツを範とすべき

だ」との発言があったこと

③日本とドイツは、国情・民族性などに類似性があると考えたこと

当時、新興国であるプロイセン（現・ドイツ）は一八六六年の普墺《ふおう》戦争、一八七〇～七一年の普仏《ふふつ》戦争に勝利をおさめていた。一八七一年にヴィルヘルム一世はドイツ皇帝の位につき、鉄血宰相といわれたビスマルクが帝国を実質的に支配するようになった。ビスマルクは軍備を拡張したが、同時に科学を奨励し、そのなかで医学も奨励した。同時に社会保険をも創設した。当時のドイツには首都のベルリンをはじめ各地に優れた医学者が多くいた。たとえばベルリンには最後には政治家になった白血病の発見者として知られる解剖学者で病理学者のルドルフ・ウィルヒョウ、一九〇五年にノーベル生理学・医学賞を受賞した細菌学者でコレラ菌を発見したロベルト・コッホ、コッホにも学び血清療法の研究により一九〇一年ノーベル生理学・医学賞を受賞したエミール・ベーリングなどがいた。

ただ、ドイツ医学にはある特徴があった。当時は、世界的には病院を中心にした臨床医学、いわば〝病院医学〟が中心であったが、ドイツだけは、ロマン主義思想の影響もあり、ザムエル・ハーネマンの提唱したホメオパシー（症状を起こすものはその症状を取り去ることができるという概念のもと、症状を起こす成分を極度に稀釈《きしゃく》して投与することによって体の自然治癒力を引き出すという伝統的な療法）にみられるような非近代医学の雰囲気が漂っていたため、医学の面で他のヨーロッパ諸国に取り残された形になっていた。その遅れを取り戻すために、

ドイツでは実験重視の研究を行い、論文を短期間に多量に作成することに主眼を置いた。ドイツはいわば〝研究室医学〟を興したといえる。いっぽう、アメリカ、フランス、イギリスなどでは研究室医学ではなく、病院で実際に患者の治療を行いながら医学の研究を進める臨床医学に注目していた。

そのため、ドイツに学んだ医局制度を基にした研究中心、いいかえれば大学においても基礎医学中心の、日本の医療の流れがつくられる。(注2)

ドイツの医療制度の導入

医学のみならず、明治の日本はドイツ帝国に学んで官僚主導型啓蒙《けいもう》主義を採用し、医療制度においても医学教育、医局制度、社会保険制度などを導入した。

当時のドイツ帝国の経済政策の仕組みは、業種別に産業振興の官庁を並べ、そのうえに官庁を統括する内務省を置くというもので、そのバランスのうえに国家の運営がなされる形である。これは、自由主義市場経済のイギリスと対極をなすものだった。

産業革命を最初に起こしたイギリスでは、次々と出現する新技術や新商法のなかで、どれがよいもので、どれがそうでないのか、誰も判断することができなかった。そこで、どれがよいかを選ぶのは買い手つまり市場であると考え、官僚の介入は嘘偽《うそ》りがあったさいの懲罰にかぎられた。いわゆる事後チェック方式である。これが参入の自由と消費者主権を特徴とする自由主義市場経済である。いうまでもなくこの考え方はアメリカに引き継がれている。これに対して、イギリスよりも半世紀ほど遅れて産業革命が起き、その後に近代工業化に乗り出したドイツには、イギリスと同じ自由主義市場経済ではイギリスに追いつけないという危機感があった。そのため、何がよいかは専門的知識のある官僚が決め、民間はそれに従って生産に励めばよい、という官僚主導型を採用した。

この考え方のもとでは、重要なことは、自由な参入や消費者の選択ではなく、国全体としての生産の拡大と、無知な国民が悪徳業者にだまされないように保護することだ、と考えられていたのである。

この思想は、日本の医療政策においては第一章でみてきたような規制につながった。また医療そのものにおいては、原因解明を主にした実験中心の基礎医学重視といえる。

医療に関する法律の変遷

その後、日本では大正期に政党政治が活性化し、支持基盤の拡大を求めた政党は、医療保険制度の成立を目指した。そして一九二六年（大正十五年）七月より医療、負傷、死亡、分娩《ぶんべん》を担保する日本初の社会保険である健康保険法が施行された。しかし、皆保険制度ではなかった点や医師会との対立等から、当初は救貧政策の色彩が強いものであった。

昭和初期には、救貧政策から脱した国民生活の保全という視点から、任意加入ではあったが、一九三八年（昭和十三年）の国民健康保険制度、厚生省の創設といった形で医療が徐々に充実してくる。いっぽうで厚生省による統制色が強い医療制度にもなった。

終戦によって、このような状況はかなり変化を遂げる、すなわちアメリカの考え方の導入である。たとえば、アメリカでの実践的な医学教育制度であるインターン制度の導入や、コ・メディカル（看護師や薬剤師など、医師以外の医療従事者）の立場の明確化、病院経営の考え方の導入などが行われる。しかし、公的な保険制度の充実を目指す方向、統制型の医療制度には大きな変化はなく、一九四八年に医療の基本法である医療法が成立する。国民の健康の保持のために、医療を提供する体制を確保し、病院、診療所、助産所の開設、管理、整備の方法などを定める、医療機関に関する法律である。本来は医療施設の基準を示したものだが、数度の改正を経て医療の基本法といえるような状況になっている。

現在にいたるまで、医療法の大きな改定は五回行われているが、それぞれの改正について概説しておこう。まず、第一次医療法改正は一九八五年に行われ、病床数が規制された。この直前に駆け込みで増床が行われた。第二次医療法改正は一九九二年に行われ、このときに広告規制が緩和され、院内での掲示（診療科目、担当医、担当時間など）が義務づけられた。さらに第三次医療法改正は一九九八年に行われ、地域医療支援病院（地域の病院、診療所などの後方支援を行う目的で、制度化された医療機関の機能別区分のうちのひとつ。医療機関の機能の役割分担と連携を最終目的とする）が制度化された。そして二〇〇一年に第四次医療法改正が行われ、広告規制はさらに緩和され、医師や歯科医師の臨床研修が義務化された。二〇〇七年には第五次医療法改正が行われ、医療計画制度の見直し等を通じた医療機能の分化・連携の推進、患者等への医療に関する情報提供の推進が行われた。さらに、薬局を医療提供施設として位置づけることで、薬局に対して、調剤を中心とする質の高い医療サービスを提供し、地域医療に貢献する責務を求めるようになった。

同じく一九四八年制定の医師法は医師全般の職務、資格などを規定している。この法律では、医師が医療と保健指導を司《つかさど》ることによって公衆衛生の向上と増進に寄与し、国民の健康的な生活を確保することを保証している。また、診療に従事する医師は、診察治療の求めがあった場合には、正当な事由がなければこれを拒んではならない、といった応召義務もここに記載されている。

その他、医療に関する法律には、一九四八年制定の保健師助産師看護師法（保助看法、制定時の名称は保健婦助産婦看護婦法）、一九六〇年制定の薬剤師法などがある。また、一九六〇年制定の薬事法のように、医療・薬剤の安全のための規制と研究開発の促進を意図した法律もある。

医療の変化

一九六〇年代以降の医療の変化のうち、最も大きなものは、疾病構造の変化である。すなわち、旧来は結核や肺炎などの感染症をはじめとする急性疾患が中心であったが、医療技術や生活水準の向上に伴ってそれらは減少し、かわりに糖尿病などの慢性の疾患、生活習慣病が増加した。生活習慣病とは、その字のごとく、個人の生活習慣に関連して罹患《りかん》しやすくなる疾患である。いいかえればその疾患にかからないための予防が可能になる疾患であるといえる。このことは、事前に自分が病気にかかりそうかどうかを予測できる可能性が増したということである。逆に、急性疾患は予測する余地が少なく、突然発症する。

ついで重要な変化は、患者（消費者）の意識変化である。健康・医学関連の記事、報道の増加が示しているように、消費者の健康に対する関心が高まってきている。生活習慣病の医療においては、患者の治療への参加意欲の有無が治療成績を左右するポイントといわれるほど、患者の意識が重要となっている。

最後に、医療技術の進歩が挙げられる。医療技術が進歩すれば、治療法が変化する。もしその進歩が革命的なものであれば、疾病構造さえ変化させてしまう力を持つ。この例として、抗生物質がある。一九三〇年代に起きた抗生物質の発見・実用化は、それまで多くの死をもたらしていた感染症を減少させ、社会に大きな変化を与えた。抗生物質の発見により、死亡原因は大きく変わり、医学、医療のパラダイムは大きな変革を遂げた。結核や肺炎などの急性感染症対策から生活習慣病対策が中心になったのである。

さらに、近年ではバイオテクノロジーの発達により、一人ひとりに違った医療、経営学でいえばカスタマイズされた医療を行いうるかもしれないというところまで来ている。この動きは、集団に対して確率的な治療を施してきた医療を大きく変える可能性がある。しかしいっぽうでは、収入や資産の差により、こういった高度な医療を受けることができる患者と受けられない患者が出現する可能性が出てきたともいえる。

医療提供体制の変化

つぎに、医療提供体制をめぐる環境変化を考えてみたい。大きくいって医療提供体制の歴史は、①医師からコ・メディカル（看護師・薬剤師など）への権限委譲と、②出来高払いから定額払いや包括払いなどの支払い制限への変更、③高齢者医療への対応の歴史といえる。

これは日本だけでなくアメリカでも同じである。前項でみた疾病構造の変化が、アメリカでは日本より三〇年ほど早く起こった。そのために前述した変化が日本より早く起きている。以下ではアメリカの事例を参考にしながら、医療提供体制の変化について解説しよう。

①医師からコ・メディカルへの権限委譲という視点でいえば、アメリカのナース・プラクティショナーはかなりの医療行為を医師に代わって行っている。ナース・プラクティショナーの資格を持つ看護師は、日本では医師の権限である投薬や簡単な処置を行うことができるし、自ら診療報酬の請求もできる。日本でも二〇〇二年度にはそれまで医師にしか認められていなかった気管内挿管を救急救命士にも認めるかどうかが議論になったが、二〇〇四年よ

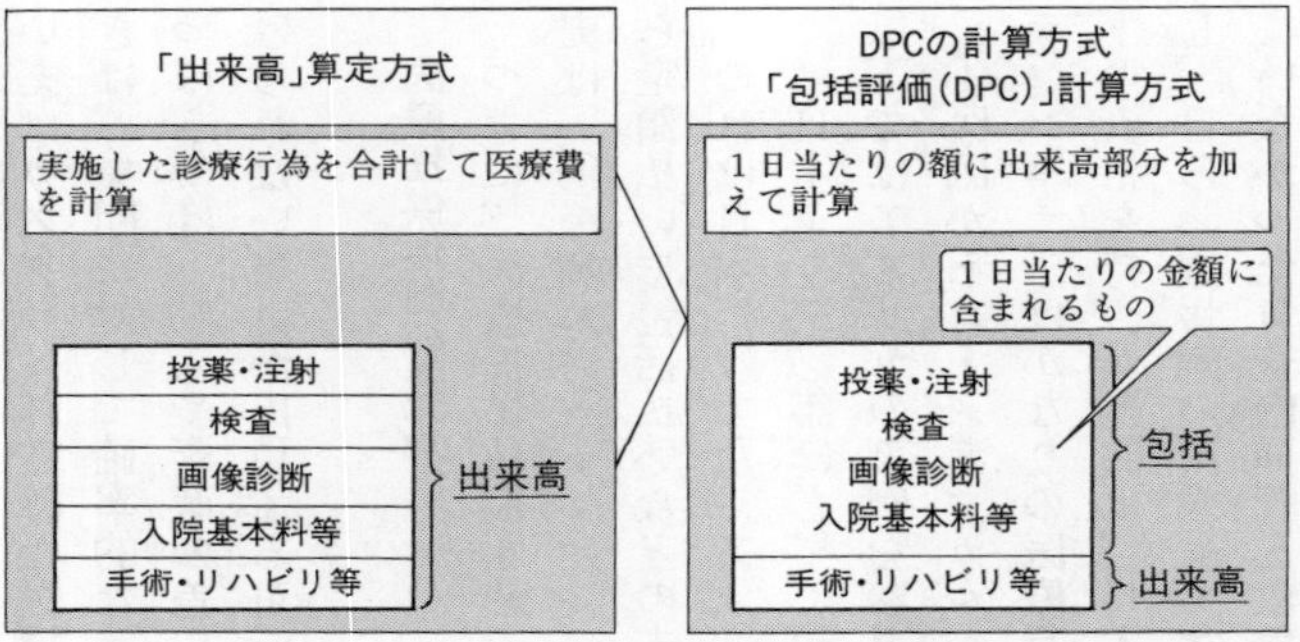

＊基本的な計算方法…「１日当たりの金額」×「入院日数」×「医療機関別係数」＋「出来高計算分」

図２‐１　DPCと出来高の違い

りいくつかの条件をつけて解禁された。

　二つ目の動きであるが、ＤＰＣ（診断群分類別包括制度。diagnostis procedure combination）という形で、本格的な定額医療が導入された。病院と診療所の役割分担については、診療所は一次的な地域医療の窓口として患者の生活を支えながら、急な発症への対応を診療所同士や病院との連携で実現するいっぽう、急性期の病院は、質の高い入院医療が二四時間提供されるように原則として入院治療と専門的な外来診療のみを行うという考え方である。

　ＤＰＣでは入院一日当たり定額の支払い方式だが、さらに、外来診療での導入もアメリカでは行われている。この制度は現在、日本でも拡大中である（図２-１、２-２）。

　しかし問題もある。アメリカは日本とは異なり、国民皆保険制度などの制度がないため、医療は私

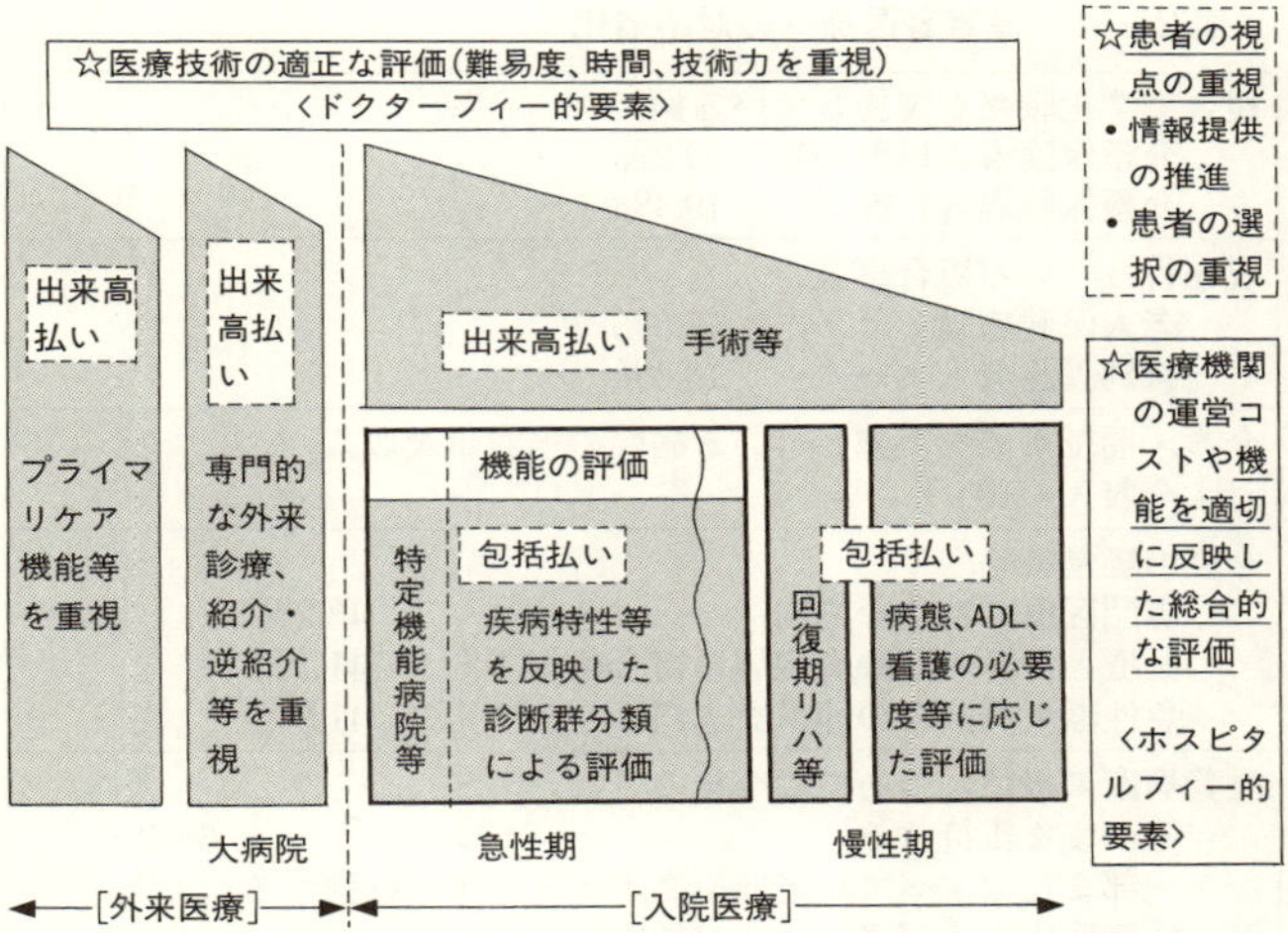

図２－２　診療報酬体系の見直し

的財という性格が強く、出来高払いから定額払いや包括払いなどによる支払い制限への動きがとてもダイナミックに起きる。

このことは、競争や価格メカニズムすなわち値段で医療サービスが決定されていることを通して、資源の投入量に対する産出量という意味での効率性を高める結果につながっている。たとえば、国際競争力のある企業はこの生産効率性が高い。しかし、別のリスクを生み出すこともある。

たとえば次のようなリスクがある。一般の交渉関係では、購買量の多寡（それはしばしば組織の大小で示される）は交渉力の大きな決定要素である。しかし医師や患者の交渉力は、必ずしも組織の大小に起因するパフォーマンスによる交渉力の法則に従っていない。たとえば、日本では医師と医薬

表2－1　高齢者医療への対応強化

複合事業化戦略を実施している病院	
介護保険導入以前から	39.2%
介護保険導入以後	19.4%
現在行っている複合事業	
老人保健施設	47.0%
特別養護老人ホーム	18.4%
介護・福祉事業を実施している病院の当該事業収入	
全収入の19.9%	
今後の経営戦略	
専門医療の特化を志向	48.2%
医療と介護・高齢者住居の複合体を志向	41.1%
急性期大病院との連携を志向	41.3%
療養病床の扱いについての今後の方針	
そのまま維持する	65.5%
一部またはすべてを老健や高齢者住宅等に転換する	3.4%
療養病床を一部またはすべて廃止する	2.0%

2010年に200床以下の日病会員病院1220施設を調査対象として、約400病院が回答

品卸・製薬企業との間に、組織の大小では説明できない関係が成立している。規模が小さい医師（集団）が規模の大きい組織に対して有利な交渉関係を維持していることもあるのである。日本では二兆円の売り上げがある医薬品卸企業であっても街の開業医に対して強気の交渉はしない。このような医師の交渉力の源泉は「生命あるいは健康を預かっている」といった倫理的な部分にも起因している。

逆にアメリカでは、二者の関係が価格メカニズムで展開する。それは、たとえば日本には存在しない民間の保険会社と医療提供者である病院などとの間の確執として顕在化している。いいかえれば、アメリカの医療は医療提供者である医療機関（あるいは医師や医師組織）、医療消

費者である患者、企業や個人のような医療サービス購入者および保険者という四者のパワーバランスによって揺れ動くことになる。この直接の被害者は医療消費者で、たとえば「昨日まで診察を受けていて、良好な医師患者関係が構築できていた医師がいたのに、厳しい保険査定のためにその医師の所属する医師組織が破綻《はたん》して、診療を受けられなくなった」といったことがアメリカでは頻繁に起こっている。こういった動きを経て、現在のアメリカでは保険会社へのバッシングが起きている。

三つ目の変化は、高齢者医療への対応強化で、介護などのケアも複合的に提供しようという潮流である。日本病院会が、中小病院に対して行ったアンケートでは、中小病院は、介護などのケアも提供する方向を目指している（表２－１）。

社会保障とは

社会保障とは、具体的には病気・けが・出産・障害・死亡・老齢・失業などの生活上の問題によって発生しうる貧困を予防し、貧困者を救い、生活を安定させるために行うものである。主な社会保障には、年金、医療、介護がある。ここまでは医療について述べてきたが、ここで、さらに広く社会保障について考えてみよう。「社会保障」とは social security を訳したものである。ここでの「保障 security」の語源は、ラテン語で「ケアがないこと」という意味であるが、ここでの「ケア」は現在日本語でもよく使われるようになった「世話、配慮」といった意味でのケアではなく、むしろその原義としての「悩み、心配、憂い」という意味である。したがって、securityとは、「悩み、憂いがないこと」を表していることになる。

現代のリスクのなかには、個人あるいは「市場」で対応（リスク・ヘッジ）できるものと、何らかの理由で、個人や市場では対応が困難で、社会的ないし公的な制度として対応が行われるべきものとがある。後者に相当するのが、まさに「社会保障」ということになる。

社会保障を実施する具体的な方法としては、豊かな人から貧しい人へ所得移転を行って格差を減らしたり、貧しい人の所得を保障したりすることや、医療や介護などの社会サービスを給付したりする手法があり、費用をどうまかなうかについては保険方式と税方式の二種類がある。このうち、国民から保険料を徴収して国民に支給する社会保険は、原則としてお互いが助け合うという相互扶助（互助）の制度であり、税金を使って行うものは、国家（地方自治体含む）が行うことが多いので「公助」という区分けが、社会保障分野ではなされる。

所得移転とは、税金や社会保険料の徴収にあたって豊かな人からは多く徴収し、貧しい人からは少なく徴収するあるいはまったく徴収しないというように収入による差をつけるいっぽうで、受けられるサービスにはそれほどの差をつけないことによって、結果として豊かな人から貧しい人へ所得が移されることをいう。同じ所得移転でも、受けることができるサービスが同じことが前提になる税金と異なり、社会保険による所得移転にはいくつか問題がある。まず、そもそも税金と同じ程度の水準で所得移転を行うべきかどうか、という問題がある。日本において社会保険は、税金ほどの所得移転を目標としていない。つぎに、収入による保険料の差を認めたとして、すなわち社会保険で所得移転をするとして、次の問題は、社会保険で受けることができるサービスに差をつけるのかどうかということがある。格差是正の立場、あるいは平等主義の立場からいえば、当然受けることができるサービスに差があってはならないということになるのだが、医療や教育、介護のように受けたいものに差があるものを受給する場合には非常に話が難しくなる。実際、本書でも第五章において海外の事例を扱うが、そこで扱われるような国においても、サービスにかかる費用をどこまで公的に給付するかが大きな問題になっている。

詳しくは第五章で述べるが、日本の医療のようにかなり高いレベルまで公的に保障する方法もあるが、必要最小限のレベルだけを公的に保障し、それ以上は、自らの価値観で行ってほしいという考え方もありうる。たとえば、イギリスは社会保険ではなく税金でこの制度を運用しているが、受診できるまでに待ち時間があったり、医師を自由に選ぶことはできないが、医療へのアクセスは保障されているという点で後者に近い。

さて、年金、医療、介護以外の社会保障にはどんなものがあるだろうか。

まず、生活に困窮する者にかぎり、国が最低限の生活の保障をし、自立を助ける生活保護がある。また、障害者福祉、児童福祉、母子福祉のように、社会生活をするうえで立場が弱かったり、ハンディキャップを持っていたりする者を援助するものがある。これらもほとんどが医療に関係がある点に注意が必要である。たとえば、障害者であれば障害の原因の多くは医療処置が必要なものである。また、生活保護者が二〇〇万人に及ぶという昨今では、その人たちの医療がすべて無料になっていることも忘れてはいけないだろう。

なお、現在の日本の社会保険には、医療保険、年金保険、労災保険、雇用保険、介護保険がある。

社会保障の歴史

日本では一九五五年くらいから本格的な高度経済成長期に入り、国民生活も向上した。それ以前も公務員や企業従業員には健康保険や年金の制度があったが、被用者保険や被用者年金に加入していない自営業者や農業従事者等に加入を義務づける新しい国民健康保険法や国民年金法の導入が検討された。その結果一九六一年に、国民健康保険事業が全国の市町村で始められ、国民年金法が全面施行され、国民皆保険・皆年金が確立された。

他の国ではどうだったのだろうか。また、互助と公助の関係はどのようになっていたのだろうか。

十六〜十七世紀の貿易の発展は、商業の一大変革をもたらした。イギリスの農業地帯はいっせいに羊を飼う牧場へ変わっていき、毛織物の生産が行われるようになった。そして、農地から追い出された農民たちは都市へ流れ込み、無産者（貧困者）となってしまった。

そこで、一五七二年、イギリスではこれまでの貧困者対策としての救貧施策をまとめ、家族による支援が得られない貧困者を救済する法を制定した。この救貧法は家族による支援が得られない貧困者を救済するという点で現在の公的扶助（公助）の考え方に合致する。救貧の水準については、「自立して働いている人のうちの最も貧しい人の生活水準以下で救済する」という考え方で行われていた。

その後、十八世紀から十九世紀にかけて、産業革命により資本主義が定着していくと、「失業は個人の問題であり、国による貧困救済は有害である」との主張が資本家からなされるようになった。

経済学史的には近代経済学の祖といわれるアダム・スミスが一七七六年に発表した『国富論』をみてみよう。市場万能論者といわれがちなアダム・スミスは、実は必ずしもそうではないようだが、政府の役割についてはかなり限定的で、自由放任主義ともいえる。

スミスは下記のようにいう。「政治経済学はおよそ政治家あるいは立法者の行うべき学の一部門としてみると、はっきり異なる二つの目的を持っている。その第一は、国民に豊かな収入もしくは生活資料を供給することである。……第二は、国家すなわち公共社会に対して、公務の遂行に十分な収入を供することである」（『国富論』）。これは、時代背景がそういわせた面もあろうが、政府の役割を限定しすぎている感がある。

さていっぽう、工場労働者たちは、自分たちの賃金の一部を出し合って助け合う共済組合をつくった。共済組合は、イギリスでは友愛組合、ドイツでは疾病金庫と呼ばれ、主に疾病と失業によって雇用が中断されたさいの経済的保障を提供した。これらは、共済内メンバーの所得保障等には役立ったが、高齢者（退職した労働者）の貧困問題には対処できなかった。ここが大きなポイントである。すなわち、共済組合は、すべての人に助け合いを行うわけではなく、限定的に助け合う互助の仕組みであったということである。

また、このような小規模の助け合いの仕組みでは給付水準もかぎられて不安定であったため、大規模な保険制度の必要性が出てきた。

そこで、一八八三年、ドイツで初めて医療保険（疾病保険）が誕生し、一八八四年には労災保険、一八八九年には年金保険が制定された。疾病保険は既存の共済組合を利用したもので、経費の公費負担はなかったが、労災保険の費用は、現在の日本でもそうだが全額事業主負担であった。年金保険は三〇年以上保険料を払い込んだ七〇歳以上の高齢者に給付を行うものであり、公費負担が三分の一であった。その後、このドイツ式の社会保険制度は、世界各国で導入されるようになっていく。

時代が進み、一九二九年にウォール街での株の大暴落を契機として世界大恐慌が始まると、世界各国には大量の失業者があふれ、社会不安が増大した。対応策としてアメリカでは、フランクリン・ルーズベルト大統領がニューディール政策の一環として一九三五年に連邦社会保障法（Social Security Act）を制定した。社会保障という言葉はこのとき初めて使われたといわれている。この連邦社会保障法は、老齢年金、失業保険、障害者扶助、母子衛生および児童福祉事業等をその内容としており、必ずしも今日使われているような、医療や介護などを含む社会保障を意味するものではなかった。

さて、イギリスでは、第二次世界大戦中の一九四二年にウィリアム・ベヴァリッジがいわゆる「ベヴァリッジ報告」として知られる「社会保険と関連サービス」と題する報告書を発表した。社会保障という言葉が、国際的に本格的に使われるようになったのは、このベヴァリッジ報告以後である。この報告は、社会保険制度を中心とし、公的扶助、社会サービスを総合し、「ゆりかごから墓場まで」をスローガンにした社会保障計画を提唱したものだ。これは戦後の社会保障の理想的体系を示したものであり、この報告書は、その後、多くの国における社会保障の発展に大きく影響を与えることになる。

ベヴァリッジもまた同時期の経済学者ケインズと同様、官庁において実務に携わった実践的学者であった。ベヴァリッジはケインズから影響を受けており、ケインズの主唱した市場への国家介入の政策は、福祉国家とつながるものとしてイメージされるようになった。戦後イギリスの福祉国家が「ケインズ―ベヴァリッジ主義的福祉国家」と呼ばれるようになったのは、このようなケインズとベヴァリッジのつながりによるものである。戦後イギリスに始まる福祉国家が、しばしばその直接の主唱者ではないケインズの名を冠して「ケインズ主義的福祉国家」と呼ばれるのは、その産物である。

ベヴァリッジは、窮乏（want）、疾病（disease）、無知（ignorance）、不潔（squalor）、怠惰（idleness）が、人類の社会進歩を阻んでいる、「五大悪」であるとした。ベヴァリッジはこのなかで、窮乏が最悪であるが撲滅させやすいとして、窮乏からの自由を第一目標として、そのために最低限度の所得の保障を重視した(注3)。

ただし、第五章でも触れるが、現在のイギリスでは、NHS（国民保健サービス。National Health Service）という組織により、税金によって医療サービスが提供されているが、日本の視点からは決して十分な医療供給体制にはみえない。

いずれにせよ、この当時には、福祉社会を目指すという意図ははっきりしなかったものの、一九四八年から六二年にいたるまで、ヨーロッパ諸国は、一人当たりGDPを、第一次世界大戦前の二倍ないしは三倍へ上昇させると同時に、いくつかの福祉政策や社会計画・政策を制度化したのである。それらはたとえば、公的健康保険、家族給付・家族手当である。

日本での医療保険の歴史

さて、このような世界の動きに関連して、日本ではどのように医療保険制度が整備されたのであろうか。一部重複するが再度確認してみよう。

日本の医療保険制度の歴史は一九二六年の健康保険法から考えるべきであろう。実は、このときに保険者が医師を自ら雇う制度も論議されている。しかしながら日本医師会との折衝の末、政府管掌健康保険の保険者たる政府と日本医師会の間で包括的な請負契約がなされた。すなわち、診療報酬を政府が被保険者の頭数に応じて人頭割で日本医師会に一括して支払い、日本医師会が都道府県医師会を通して医師に支払うという形式がとられた。しかしながらこれは製造業従事者（工場労働者）や鉱業従事者の保険であり、無保険者が多かった農村は悲惨な状況になった。すなわち、お金の払えない農民が多い農村から都市部に医師が流れたのである。そんななかで一九三八年に国民健康保険が創設され、同年には厚生省が設立された。翌一九三九年にはホワイトカラー対象の職員健康保険も創設され、船員保険法が制定された。一九四〇年に健康保険法に家族給付が導入された。

当初の診療報酬は、支払側と診療側との契約によって決定されていた。一九四三年には、現在の日本医師会、健康保険組合連合会、国民健康保険組合など、関係団体が話しあって、厚生大臣が決定する仕組みに変わり、翌年に、学識経験者も含めた「社会保険診療報酬算定協議会」が設置された。その後、戦後になって一九五〇年に、保険診療の指導・監督を行う「社会保険診療協議会」と統合し、現在まで続く診療報酬の決定機関として中央社会保険医療協議会（中医協）が誕生した。

国民皆保険の成立

しかし、戦後になっても、医療保険の対象範囲は大企業のサラリーマン中心であった。大企業の社員とその家族は会社の健康保険組合に加入することができたが、自営業者のほとんどは、中小企業の従業員と同じく、保険の対象外におかれたのである。

その後、高度経済成長のなかで、医療保険の給付率の改善、年金水準の引き上げ、生活保護基準の引き上げなど社会保障分野での制度の充実、給付改善が行われた。昭和三十年代には社会保障制度は拡大し、一九六一年に国民皆保険・皆年金制度が作られた。

だが、国民健康保険の加入者は、自己負担の金額が三割と高く、受けられる恩恵もかぎられていた。一九六一年の時点では、企業の健康保険の加入者本人はほぼ自己負担なしであったが、家族は五割自己負担、国民健康保険は本人・家族とも五割自己負担と、皆保険といっても大きな差がついていた。企業で働くものに有利な制度であったのである。その後、一九六三年に国民健康保険が本人三割・家族五割自己負担、一九六八年に本人・家族とも三割自己負担となったが、格差は続いた。

一九七三年には、七〇歳以上の高齢者の自己負担無料化、健康保険の被扶養者への給付率の引き上げ、高額療養費制度の導入など大幅な制度拡充が行われ、福祉元年と呼ばれた。

一九七〇年代の後半から一九八〇年代に入ると、一九六〇年代や七〇年代前半と異なった問題点、すなわち人口の高齢化と経済成長の鈍化が始まった。このころから、高度成長期の社会保障拡大路線から、制度の見直し、給付と負担の調整と抑制の時代になる。

一九七三年秋にオイルショックが勃発《ぼっぱつ》し、石油価格の高騰がインフレを招き、さらに企業収益を圧迫し、高度経済成長時代の終焉《しゅうえん》をもたらした。いっぽう、一九七三年の老人医療の無料化、一九七四年度の診療報酬の三六・一パーセントの引き上げをきっかけに医療費が急騰し、制度の見直しが始まったのである。一九八四年には企業の健康保険の本人負担を一割に引き上げ、退職者医療制度が導入された。その後、医療法の改革も相次ぎ、医療費抑制策が今日まで続いているのである。

高齢者医療の変遷

そのころの日本では、高齢者や要介護者に対しての対策は遅れており、一九八二年になっても、養護施設にはわずか一〇万床のベッドしかなかった。これらの施設は主に財産を持たず、家族もいない高齢者や要介護者のためのものだった。いくらかの資力を持つ家族は、中程度の介護設備のある施設に入るのでさえ、順番待ちをしなければならなかった。いっぽう、高齢者のためのデイケアセンターは、まだなじみがなく、訪問介護はせいぜい自費で週に半日がいいところだった。

一九八二年に老人保健制度が創設され、老人医療費に関して、患者本人の一部負担導入や全国民で公平に負担するための老人保健拠出金の仕組みが導入された。

政府はさらに、一九八九年の「ゴールドプラン」（高齢者保健福祉推進一〇ヵ年戦略）と一九九四年の「新ゴールドプラン」のもと、高齢者介護の予算を増やしはじめた。

その他、特記すべきことは老人保健法である。一九八二年に制定されたこの法の重要性は七〇歳以上の医療とそれ以下の医療が区別されたことである。この時点では七〇歳以上が優遇されていたといえよう。そのために通常の病院が高齢者であふれるといった日本特有の現象が起きたのである。

さらに、高齢化のスピードが世界一早い国として、介護の社会化が叫ばれ、介護保険法が一九九七年十二月に国会を通過し、二〇〇〇年に施行された。

混合診療の制限と緩和の歴史

もうひとつの特記すべきことは、現在の混合診療論議につながる特定療養費制度である。この制度は一九八四年に健康保険法などの改正により導入され、たとえば個室料のように、厚生大臣が定めた場合にのみ差額徴収が認められるというルールが設定された。

これは、逆にいえば、特定療養費制度が認めるもの以外は、一切の差額徴収が認められなくなったということであり、ここに混合診療の禁止というルールが完成した。

その後、二〇〇六年には、差額ベッドや高度先進医療などにかぎって混合診療を例外的に認めていた特定療養費制度が廃止され、さらに混合診療の対象範囲を広げることを目的とした保険外併用療養費制度が新たに導入された。

保険診療は保険診療として認められた医療のみで治療した場合に適用され、一部でも認められていない治療を受けるとすべて自由診療になるのが日本の制度であるが、保険外併用療養費制度は、一定の場合にのみ、保険診療と自由診療の混合を認めるというものだ。サービス提供の大きな差別化手段である個室の充実などのアメニティの部分は、この制度によっていくつかが自由診療の枠に入っている（個室料、予約診療料、二〇〇床以上の病院の紹介状なし診療の初診料など）。

さらに民主党政権下では、特に最先端医療に対して保険外併用療養費制度を拡大し、海外とで差のあるドラッグ・ラグ、デバイス・ラグ（注4）を減らしていく方向である。

以上、大きな流れとして一九七三年までの社会保障拡大路線とそれ以降の収縮路線をみてきた。なお、この路線をみてきてわかるように、日本の保険者は、そもそもの制度の発足当初は、医療費の抑制などの経済的な側面を重視する存在ではなかったようである。

近年の社会保障の潮流

ここまで説明してきた歴史を踏まえたうえで、これからの社会保障のあり方を考えてみたい。

社会保障のあり方を考えるにあたっては、社会保障というものの性格を考慮に入れることが必要である。その主なものとして、次の五つを挙げることができる。

まず第一に挙げられるのは、普遍主義の性格が強まっているということである。公的年金と医療保険はもとより、社会福祉もその性格が強いものになってきている。社会福祉は、かつては選別主義の救貧的施策として特徴づけられていたのであるが、今日ではその種の施策は小さなウェイトを占めているにすぎない。すなわち、今日では保障の対象が、高齢化等を踏まえ、国民すべての生活リスクに及んでいるといえる。

第二に、従前生活の保障の性格が強いものになっている。社会保障の基本目的は最低生活の保障にあるとされているが、実際には、それを上回る、それまで送ってきた生活レベルの保障に力点が置かれているのである。所得比例型の公的年金がその性格を備えている代表である。普遍主義の性格が強まってきていることからして、同様のことが福祉サービスについてもいえるし、医療についても同じことが目標とされている。

なお、サービスそれ自体は私的財の性格が強いものであっても、社会保障の給付については公共財の要素が認められる（このあたりの用語については第三章で詳しく述べる）。それによって当事者の生活が改善されたりするならば、社会の第三者の慈善心が満たされるといった外部経済[注5]が生じる。その意味で、選別主義の施策の便益には、公共財の要素が含まれているといえる。しかし、今日の社会保障においては、その種の給付が全体に占める比重は小さなものにすぎない。

第三は、所得移転の性格や方向が多様なことである。普遍主義の性格が強まっているということもあって、今日の社会保障はさまざまな性格や方向の所得移転を引き起こしている。

中・高所得層から低所得層への垂直的移転、中間層の間での水平的移転、非老齢者世代から老齢者世代への世代間移転、健康なグループから病弱なグループへの移転、就業者から失業者への移転などがその主なものとして挙げられる。所得移転が多様になっているために、非老齢者世代から老齢者世代への世代間移転の要素が、本来の意味である中・高所得層から低所得層への垂直的移転に反する可能性がある、つまり貧しい若者が裕福な高齢者を援助しているなどと指摘される問題のもとになっている。

第四に、費用負担面についてみると、受給者と費用負担者とが重なる度合いが著しく大きくなってきている。その背後には、社会の高齢化、社会保障の普遍主義化という事情がある。普遍主義の施策には社会保険料や各種の利用者負担を伴うのが通例である。そのため、同一の個人が受給者であると同時に費用負担者でもあるという二重性を持つことになる。

第五に、高齢者や女性等に働く場を用意し、労働力の確保に寄与するための社会保障という意味が強くなっている。また、医療介護産業や高齢者住宅・施設など、高齢化によって必要になる産業育成のインセンティブとしての方向がある。もちろん、これらは、産業として成立するという側面があるので、うまく作動するためには、市場機能を使うことも必要である。

社会保険の本質

保険という機能も、被保険者である国民の立場では二通りあることに注意が必要である。ひとつはライフサイクル全般を考えて、自分の所得を平準化するという機能で、たとえば病気や失業状態のときと、普通に働いているときとの所得のアンバランスを、保険機能を使って平均化することがある。自分の保険料と自分の給付額が比例する関係にすれば、個人の義務と権利が明確になる。個人加入の民間保険にこの機能が期待されるが、スウェーデンなどで近年に導入された年金保険の考え方でもある。

もうひとつは異なる世代間や階層間で、所得の再分配を行う機能である。こちらが、社会保険としての位置づけになる。

社会保険の本質は何かという問題については、保険としての側面を重視する立場もあれば、所得再分配としての側面を重視する立場もあり、意見の一致をみていない。

社会保険を単純に保険とみることにも、また、単純に所得再分配機構とみることにも問題がある。それらのどちらかに割り切ることのできない要素が、含まれているからである。ドイツ、フランスなど諸外国では医療のような保険と生活保護のような扶助ははっきりと分けられている。(注6) しかし日本の医療保険では、財源に税と保険料が混合されており、区別があいまいになっている。この混合の弊害として、ひとつには負担と給付の流れが不透明になっていること、もうひとつには制度がその場しのぎのつぎはぎとなってしまっていることが指摘される。

さて、民間保険と社会保険とでは、もともと保険給付の考え方が異なる。前者では「個人的公平」(individual equity)に、後者では「社会的十分」(social adequacy)にそれぞれ重点が置かれている。ここでいう「公平」とは、保険料が保険給付に見合うことを意味し、「十分」とは、当該リスクについての安全保障の水準が社会的にみて十分であることを意味する。

すべての社会保険に共通する特徴としては、次を挙げることができる。

①強制加入であり、失業、疾病、要介護など、保険事故の発生に際して給付が行われるのが原則であるが、高齢化、予防など保険事故でないものも給付要因になる

②社会保険料の拠出が受給の要件になっている(ただし、医療保険においては高齢者は保険料負担がないケースがあるなど、社会保険の場合には一〇〇パーセント必須ではない)

③個々の被保険者に固有の持ち分は存在せず、社会連帯の考え方のもとで、応能負担や、扶助の要素がある

④事務費の公費負担など、公費負担を部分的に導入しても格別の問題はない

このような特徴を持つ社会保険を民間保険と比較するならば、民間保険の側に次のような相違点を認めることができる。

①任意加入であり、純粋な保険事故の発生に際してのみ給付が行われる

②個々の被保険者に固有の持ち分が存在する場合が少なくない

③給付―反対給付均等の原則が貫かれており、社会連帯、応能負担や、扶助の要素は認められない

④公費負担は存在しない

また、同じ社会保険でも医療保険と介護保険においては給付の考え方について違いがある。医療保険には「十分」の概念しかないであろう。つまり、異常な血糖値を半分だけ正常に近づけても、異常のままである。いっぽう、血糖を正常値以下に下げすぎることもできない。そのため、医療保険では治療完了までの費用を給付することが原則である。

しかし、介護保険では、家事援助に代表されるように、「社会的十分」な量を規定することは難しいし、また規定できたとしても、「十分」量を提供することは費用上も難しく、さらにモラルハザード(注7)を発生させる可能性も高い。したがって、介護保険の支払いは必要最低限を給付するという形をとっている。

受診抑制行動

前述したように、日本の現状の医療では、公定価格制のために、医療者の側から医療費として高い料金を請求することはできない。逆に自由診療の部分があるために、公定価格が一〇〇パーセント定められているわけでもなく、インプラントなどで非常に高額となる。

この点に大きな問題があることはいうまでもない。なぜなら医療に対する満足度の低さの

大きな要因に、このふたつの問題があると思われるからである。

これを解決するために、たとえば「医療保険がカバーする範囲を増やす（あるいは医療費総額を増やす）、しかし、財源にはかぎりがあるので、自己負担も同時に増やす」、と考えたとしよう。

たとえば現在は自由診療であるものを保険診療に組みこむと同時に、被保険者の負担割合を三割から四割に増やすといった改定が行われるとしよう。この場合、なにか問題が生じるであろうか。実は類似の事例がすでに存在する。そこでは、国民皆保険の根本をゆるがすような患者の受診抑制行動がみられたのだ。

二〇〇六年十月から、医療保険制度改革の第一弾である「健康保険等の一部を改正する法律」において、「現役並み所得を有する七〇歳以上の者の自己負担の見直し」が行われ、現役並み所得の高齢者の窓口負担が二割から三割に引き上げられた。その他、高額療養費にかかる自己負担限度額も引き上げられ、患者の自己負担が増加した。さらに、二〇〇八年四月には、七〇歳以上の自己負担が一割から二割に引き上げられた。これによってどんな影響がみられたのであろうか？

日本の医療制度は国民皆保険制度によって、患者はどの医療機関を受診することも可能である。これをフリーアクセスというが、しかし、フリーアクセスというのは制度上の受診制限がないだけでは意味がない。金銭による受診制限がないことも重要で、すなわち、お金が払えない、あるいは払いたくないので受診したくない、というのではフリーアクセスが形骸化《けいがいか》してしまう。

筆者たちの調査によれば、今後の制度改正に影響を受ける可能性がある六〇歳以上に、「現在、支払っている医療費は高いと感じますか？」と問いかけたところ、「高い」、「やや高い」と答えたものがそれぞれ、二〇パーセント、三〇パーセントであったのに対し、「適切である」「やや安い」「安い」と答えたものは二七パーセントであった（図2-3）。ただし、調査対象の一四三〇名のうち年収が三〇〇万未満の層では「高い」と答えたものが二四パーセントであり、三〇〇万以上の一七パーセントに比して多かった。

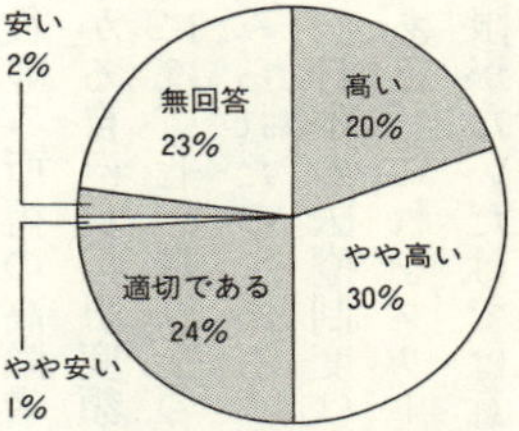

図2-3　現在、支払っている医療費は高いと感じますか？

そして、「医療費を減らすために行ったこと、あるいは行おうと思うことはありますか？」という問いかけに対しては、全体の約半数が「病院を変更する、行く回数を減らす」といった行動をとると答えた（図2-4）。この調査結果は、患者（特に年収三〇〇万円以下の層）が自己負担の増大に応じて受診を抑制する可能性を示している。

高齢者の所得は現役世代と異なり、年金所得に大きく依存し、収入の増加は見込みづらい。受診率の適正量を決めることは難しいが、自己負担の増加は、日本の医療の優れた点であるフリーアクセス、ひいては国民皆保険制度の意味のひとつである費用を気にすることなく医

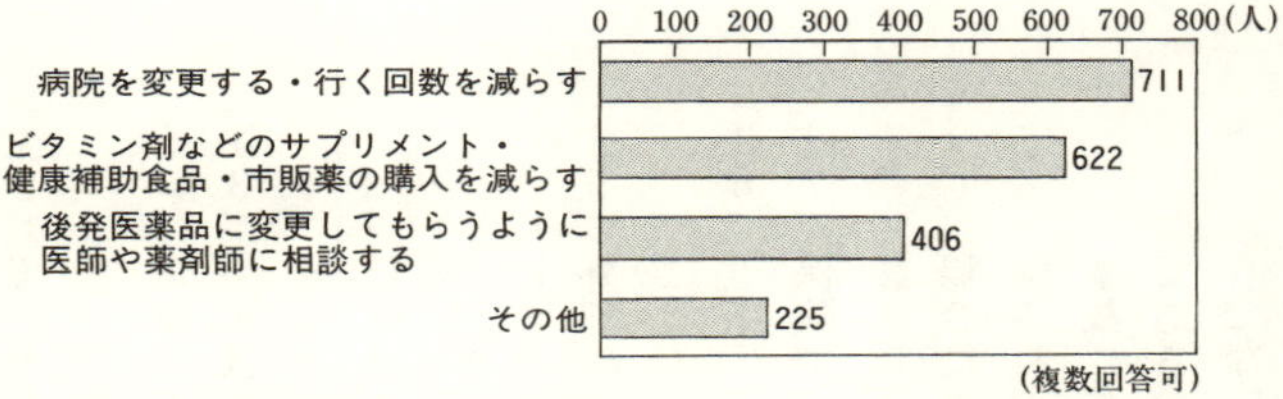

図2-4　医療費を減らすために行ったこと、あるいは行おうと思うことはありますか？

師を受診することができるという安心感を変えてしまうものであることを再認識することが重要である。

第二章では、日本の医療や医療提供体制、医療保障制度である医療保険制度についてその歴史と特徴を眺めてきた。国民皆保険制度の創設により、医療へのアクセスが改善し、日本の現在の医療の特徴である、低コストでアクセスがよく良質な医療が確立されたのだが、徐々に医療費の増大が、政策レベルで問題となり、最近では個々の患者レベルでも問題になってきていることを述べた。

(注1) 経済学など他の学問分野ではイギリスは理論を重んじアメリカのほうが実学的・実証的思考である。ここでいうイギリス的な立場は、原因がわからなくてもそれが現実を説明できたり、的確な臨床試験が行われた結果であればそれを認めるという立場でもある。もちろんどちらが優れているというわけではない。臨床試験においても統計学としての限界は当然持っているからである。

（注2）現在でも特に内科系では臨床教室で基礎医学に近い研究が行われていることがよくある。日本から発信される国際的な論文も臨床研究に比べれば基礎研究の雑誌での評価のほうが圧倒的に高い。

（注3）小峯敦『ベヴァリッジの経済思想』昭和堂、二〇〇七年

（注4）ドラッグ・ラグとは、日本と欧米との新薬承認の時間差、あるいは、海外で新薬が先行販売され、国内では販売されていない状態のことをいう。デバイス・ラグは医療機器や医療材料に関する国内外の格差である。いずれも最先端の治療を国内の患者が受けるうえでの障壁となる。

（注5）外部経済（正の外部性）とは、ある経済主体の行動が、その行動への対価を受けとることなく、他の経済主体に便益や利益を与えること。

（注6）近年では、ドイツ、フランスでも社会保険に税金が投入されている。

（注7）保険でいうモラルハザードとは、保険に加入することで被保険者の行動が変わることで、以下のふたつに分類することができる。事前的モラルハザードとは、医療関連の場合には、医療保険があるために、保険加入者の行動が変化して、場合によっては保険事故の発生の確率に影響を与える場合をいう。簡単にいえば、保険に入っていると、事故にあってもいいと考え事故にあわない努力（たとえば予防）を行わなくなる行動である。いっぽう、事後的なモラルハザードとは、医療の場合には、保険加入者はそうでない人よりより多くの医療資源を消費するということである。

第三章　医療政策を支える学問——医療経済学

第三章と第四章では医療政策を決定する要素のひとつとして、学問を取り上げよう。第一章で医療政策学の確立が重要と述べた。そこで、ここからは医療を支える学問体系と医療とのつながりについて概説する。扱うのは経済学、社会学、倫理学、政治学、公共政策学、公衆衛生学、経営学である。第三章では、最も重要であり議論も多い医療経済学を扱い、第四章では、医療を分析する学問として、主にデンマーク出身の社会学者エスピン＝アンデルセンの議論をはじめ、福祉国家の位置づけを基本とする社会学、あるいは経済哲学と政治哲学などを紹介し、後段での議論の基礎とする。

学問は医療政策にどのように影響を与えているのだろうか。大きく分けてふたつの形がある。ひとつは政策の決定過程に直接学問が関係していく場合、もうひとつはその学問を通して学者が影響力を及ぼす場合である。(注1)

実は、近年、このふたつのルートを通して、学問や学者（有識者）の影響力が増している。

その理由はいくつかあるが、まず、①データのように客観性があると思われるものを使って政策を決定したい、あるいはするべきである、という動きが強くなってきたことである。つぎに、②小泉政権時の経済財政諮問会議のように、外部の重要政策会議や審議会を使って物事を決めようという動きが、官僚のみならず政治家にもみられるようになってきたこと、が挙げられる。②の動きは、民主党政権になってからは政治主導という方針のために少しトーンダウンしたようにみえるが、逆に各政治家がそれぞれのブレーンを官僚とは別に私的に持つことにつながり、学問あるいは学者（有識者）の影響力は増していると考えられる。

真理を求める学問か相対化された学問か

そこで、つぎの問題点は医療政策がよってたつ学問の難しさである。「医学を社会に応用したものが医療である」。この言葉は至言であるが、逆に、これが実現しにくくなっていることこそが今日の状況ではないだろうか。その背景には、真理を求める医学という学問体系と、社会における適応を行う医療の変化がある。

順に述べていこう。真理を求める医学は、ますます発展している。医学系の雑誌はその数を増し、基礎研究である医学の産業応用も、民主党の新成長戦略の重点産業として位置づけられるほどである。問題は専門分化である。

経済思想家の佐伯啓思は『学問の力』で現在の学問におけるふたつの方向性について述べ

る。それは、専門家と「ポストモダン」であるという。ポストモダンについては、第四章で述べるので、ここでは専門家という点について述べたい。

佐伯によれば、理科系においては専門的な学者になることはさほど難しくないという。つまり、どんどん細分化した世界に入っていけば、オリジナリティも生まれ、その道の専門家になれる。

これは、理系は専門家になりやすいことを意味するかもしれないが、文科系と理科系の研究スタイルの差といってもよい。客観性に対しての距離の取り方にも差がある。真理を追究し、大きく敷衍《ふえん》することを嫌う理科系の学問に比すれば、社会学系を含む日本の文科系では、真理というものがみえにくいこともあって、かなりの推論や敷衍が許される部分が多いのではないかと筆者には感じられる。社会学の研究はある意味、「旅」に似ているのかもしれない。その研究者が、見聞きしたものの解釈はおのずとその人の価値観や経験によって左右されるからである。

そこから、理科系では発表の方法として世界の共通の真理の発表の場として英語論文の重視、日本の文科系では国内での書籍の重視という流れが生まれる。こういったことを前提にして、ここでは主に文科系の学問について、医療との関係を考えていこう。

医療にとって誰が専門家なのか

さらに、専門家の意見の取り扱いについても注意が必要である。

『大衆の反逆』でオルテガは、[注2]独自の大衆論を構想した。彼によれば、大衆とは、ひとつの社会階級を指すものではなく、今日あらゆる社会階級のなかに現れており、われわれの時代を支配している一種の人間類型を指すものとされた。今日、社会的権力を行使している者は誰かと問うたオルテガは、技師、医者、財政家、教師などの専門家層、特に科学者を指す。

オルテガは大衆という言葉を否定的に使っているわけではない。「今日の科学者は結果的には大衆人の典型ということになる。しかもそれは偶然のせいでもなければ、めいめいの科学者の個人的欠陥によるものでもなく、科学――文明の基盤――そのものが、彼らを自動的に大衆人に変えているからである。つまり、科学者を近代の原始人、近代の野蛮人にしてしまっているからである」という。

オルテガによれば今日の科学者は、その「専門主義」の野蛮性ゆえに、大衆人の典型をなすものとされる。

学者もこの専門主義に関係しており、ここに問題がある。すなわち、学問の専門分化である。つまり、「専門家」と「知識人」は違うのに混同されている点が問題である。専門家はある分野の専門家でしかないのに、その人が自分の意見を総合的に表明する知識人と見間違われているということである。

典型的な例は、ある分野の専門家が、全体を見越しているような意見をいうこと、あるいは現場の人が全体を見越しているような意見をいうことである。もちろん発言している人は、真面目《まじめ》にいっているわけであるから責任はない。逆に、それを取り上げるほうの問題であるといえよう。いい方を変えれば現場の意見をくみ取り、実行できる形に変換する仕組みがないのである。

学問の重要性

黒木武弘厚生省次官（当時）が一九九三年五月の医療経済研究機構設立発起人会の挨拶《あいさつ》で「我が国の医療は巨大化し、私共の政策判断も今までのように勘と度胸だけではやっていけなくなった」（『日本醫事新報』三六〇四号、一九九三年、一〇七頁）と述べているように、かつては医療政策は官僚による「勘と度胸」で決定されてきた。

しかし、「勘と度胸」の限界が明らかになるにつれ、「勘と度胸」以外で政策を決定するには、ふたつの重要なものがあると考えられるようになった。ひとつはデータであり、もうひとつはそのデータを解釈するための方法論や考え方の基になる学問である。

データの重要性については、その後、医療経済研究機構などでもデータの収集がなされ、少しずつではあるが認識が広まってきた。

しかし、データのみがあってもうまくいかないのは当たり前である。そのデータを使いこなす方向性が必要だからだ。こうして学問的な根拠に基づく医療政策の重要政策決定にデータを使う方向性が指摘されるようになったのである。

いみじくも、前述した医療経済研究機構に代表されるように、厚生労働省は経済の視点からの医療、という点に主眼を置き、医療改革を進めてきた。

さらに、小泉改革が、医療を聖域ではないと指摘した点にも大きな意味があった。すなわち、医療は聖域であるがゆえに世俗から超越した存在であるのではなく、医療は社会あるいは経済に埋め込まれたものであるという認識である。この意識変革は、政策担当者だけではなく国民にも植え付けられた。そこで、まず経済学からのアプローチについて述べてみよう。医療における金銭の役割が大きくなるにつれて、最も注目されているのが医療経済学である。書籍も近年、矢継ぎ早に出版されているし、後述する審議会などで重要な役割を演じる学者も多い。

通常は、政策論議につながる医療経済論と学問である医療経済学を分類することも可能であるが、その両方を医療経済学とする。しかし、筆者の『入門 医療経済学』では医療経済学（主にいわゆる主流派経済学や計量経済学）の役割を、医療の分析と定義した。この違いは、筆者の考える医療政策学（医療経済論を含む）は医療経済学のみならずこれから述べる多くの学問を基盤にすべきだと考えるからである。なお、本書では財政学も、もちろん違う学問ではあるが、金銭あるいは経済を扱うという意味で医療経済学のなかに入れている。

医療に対する経済学的分析

経済学的に医療を分析してみるにあたって、まず医療が私的財か公共財かという議論から始めよう。よく医療は公共性を持つとか、公共財であるとかいわれるが、厳密な経済学の定義では医療は公共財ではない。

公共財とは、非排除性、非競合性、外部性という特徴を持つ財のことである。まず非排除性とは、その財の使用に対価を支払わない人も、その消費から排除されないか、あるいは排除には膨大な費用がかかる場合をいう。たとえば、公共財の代表である治山治水や国防は、ある人がその費用を払わなかったからと言って、その人だけサービスから排除することはできない。では、医療サービスに費用を投じた人とそうでない人を分け、費用を負担しなかった人を排除することは可能であろうか？　答えは「可能」である。これは自分が自己負担で医療サービスを受ける場合を考えれば容易に想像がつこう。この場合、他人たとえば近所の人が払った費用で自分の医療サービスをまかなうことは不可能である。

二番目の非競合性とは、多くの人が同時にその財を使用できることである。たとえば、テレビ放送の電波は、ある人が受信したからと言って、他の人が受信できなくなるわけではないので、非競合性という性質を持つ。では、医療サービスには非競合性はあるだろうか？医療サービスは明らかに競合する。これも、自分が日本の医療機関で医療サービスを受ける場合を考えれば容易に想像がつこう。競合しているからこそ、大学病院での医療サービスを受けるためにあれだけの混雑が起きているのだ。

最後の外部性とは、ある経済主体の行動が、第三者に何らかの影響を与える場合、その行動には外部性があるという。たとえば、有害な廃液を垂れ流して製品を作っている工場は、製品の販売相手ではない近隣住民に健康被害をもたらしているので負の外部性があるという。では医療には外部性があるか？　これは一〇〇パーセント存在しないとはいいきれない。たとえば感染症の場合、ある人が感染した場合に、他人に感染させる可能性が大きい。つまり負の外部性を持つと考えられる。しかしながら、疾患構造の変遷により、感染症は数が減っているので、現在の日本や先進諸国では、医療の負の外部性はあまり問題にならない。

古典的な経済学の教えるところでは、公共財は政府などの公が供給し、公共財以外の私的財は民が供給すればよいとされる。公共財にはその特徴からただ乗り（フリーライダーと呼ばれる）する人が現れ、その存在を排除することが難しく、そのために私的企業はこの分野に参入しないからである。では、医療は私的財として供給されればよいのだろうか？　答えは難しい。むしろ医療の財としての特殊性は、①医療が人間の基本的ニーズであること、②必要性と費用が予測できないこと、③患者と医師間の情報の非対称性が存在すること、であるので、私的財ではない形の供給のほうが望ましいと考えることが多い。

国によっても対応が違う。たとえばアメリカでは医療を私的財のまま提供しているが、日本は異なる。医療は日本では価値財(注3)とされている。この考え方の根本は、一九六一年の国民皆保険制度である。すなわち、公的に強制的に保険に加入させ、保険料を徴収する制度を作ることで、私的財にありがちな、病気のリスクが高い人を排除したりといった不公正を減らす仕組みを作っているのだ。現在の医療制度に対する改革論者でも、国民皆保険制度の廃止を訴える人はほとんどいないし、アメリカを除いた先進諸国ではほとんどこの考え方がとられているので、この医療を価値財とするという考え方は世界においてかなり普遍的であると考えてよいだろう。

いいかえれば、経済学の概念をそのまま医療政策に持ちこむことは難しい。逆にどういう部分で経済学が有効で、どういう部分に限界があるのかを峻別《しゅんべつ》しなければならない。また、経済学的な発想を医療者に当てはめることは難しい。医療を行うのが医療者で医療者の同意が得られなければ、よい医療の実践ができないことから、これは重要なポイントになる。

正当な価格とは

ミクロ経済学では、価格の決め方がきわめて大きなテーマになる。ここで、医療と経済学を考えるにあたって、少し歴史を振り返ってみよう。

古代ギリシアのアリストテレスは、自らの思弁のなかに経済的な内容も含めた最初の哲学者であったといわれる。

アリストテレスは、現代の社会のなかでも生じうる問題を持ち出した。その問題とは、たとえば「価値とは何か」「交換の基礎となるものは何か」「価格とは何か」ということである。アリストテレスはオイコノミア（経済学）と、クレマティスティケ（該当する現代語は見当たらない）のふたつを区別した。オイコノミアという言葉でアリストテレスが意味していたのは、家政の技術や管理であり、資源を節約する方法であった。いっぽう、クレマティスティケのほうは、天然資源や人間の技能を目的のために用いる、という意味である。クレマティスティケは取引を目的とする取引であり、その動機と目標が使用にではなく利益にあるような経済活動である。アリストテレスはオイコノミアを正当なものとして認めたが、クレマティスティケは認めなかったのである。

貸金業に関してもアリストテレスは厳しい。「それが生みだす利得は、自然的になされたものではなく、他の人びとの犠牲においてなされたものである。高利貸の行為はもっとも憎悪すべき、おおいなる理由をもっている。けだしそれは貨幣が機能すべく意図されている過程からではなく、貨幣そのものから利潤を得るからである」（『政治学』）

この考え方は、ヨーロッパでは中世になっても引き継がれた。

中世思想では一貫して、経済的な行動に対しては、警戒的な態度がとられていた。それは次のような言葉で見事にいいあらわされていた。「商人はごく稀《まれ》にしか、あるいはまったくといってよいくらい神の恩恵に浴せない」

神学者のトマス・アクィナスは商品をその正当価格以上で売るということに対して詐欺という表現を使っている。

営利動機に対して、教会が持っていたこうした不信感がよくわかるのは「正当価格」という考え方である。

「正当価格」とは何か。「正当価格」とは商品をその価値通りに売り、それ以上は稼がない、ということである。これは、公定価格につながる考え方である。

しかし、「正当価格」を決める商品の「価値」とは何であるのか。これはきわめて算出が難しい。

ひとつは、その商品を得るために、あるいは生産するのにかかった費用のことと考えてもよいかもしれない。しかし、ある商人がある製品のために多く費用をかけすぎてしまったとしよう。このときに、彼がそれを転売するときの「正当価格」とはどうなるのであろうか。あるいはこう考えてみよう。ある商人が少ししか費用をかけずにある製品を手に入れた。この場合に、彼は儲《もう》けてもよいのであろうか。また、人にお金を貸した利子として儲けてもよいのであろうか。

医療の場合にはまさにこの問題に直面する。

薬剤の公定価格である薬価を定めるときには、厚生労働省や医療者は過剰な利潤を嫌う。たとえば一定金額以上の売り上げを上げた薬剤は、利潤が過大であるとして薬価改定において薬価が引き下げられる。

DPCによる包括支払いの場合、すべての診療事例において利益が得られるとはかぎらない。なかには治療中に感染症などを起こしてしまい、医療費が余分にかかるケースもあろうが、定額支払いのため、利益が得られない場合もある。

このように、「正当価格」というのはとても決めにくいものなのである。

資本主義の芽生え

もう少し歴史を振り返ってみよう。ドイツの経済社会学者であるマックス・ヴェーバーは、西欧近代の文明を他の文明から区別する根本的な原理を、「合理性」と仮定し、その発展の系譜を「現世の呪術《じゅじゅつ》からの解放」と捉えた。そうした研究が『プロテスタンティズムの倫理と資本主義の精神』に表されている。なお、ここでは資本主義とは私有に基づく商品の生産と交換を基礎とした経済的（かつ社会的）システムと定義される。(注4)
オランダ、イギリス、アメリカなど、プロテスタントの一派のカルヴィニズムの影響が強い国では合理主義や資本主義が発達したが、イタリア、スペイン、ドイツのようなカトリックの根強い国では資本主義化が立ち遅れた。こうした現象は偶然ではなく、合理的な経営・経済活動を支える精神あるいは行動様式、すなわち資本主義の「精神」とカルヴィニズムの間に因果関係があるとヴェーバーは考えた。

カルヴィニズムは経済生活における、倹約行動を促進した。カルヴィニズムが倹約を奨励したことによって貯蓄、つまり所得を使いきってしまうことを意識的に避けることが美徳になった。これは、疾病といった不測の事態に備えることにもつながる。

同様に、貯蓄（投資につながる）を生産目的のために用いることが、単なる利潤獲得の手段であるばかりでなく、信仰の手段となった。カルヴィニズムにより倹約が奨励されたことで、さまざまな報酬と同時に単なる金銭が利益をうむのはおかしいと否定されていた利子の支払いも認められるようになった。

実際にはカルヴィニズムによって促進されたのは経済生活に対する考え方だったといえる。社会的安定、経済的安定、自分の立場をわきまえ、それを維持しようとするということ、こうした考え方にかわって、競争、物質的改善、経済成長、といった考え方に敬意が示されるようになったのである。忘れてはいけない点は、資本主義の精神にみられる倫理的な要素であり、可能なかぎり、秩序正しく、勤勉に、正直に仕事を遂行すべきであるという倫理的な義務感である。労働や仕事に対するこのような倫理的心情つまりエートス（アリストテレス倫理学では、人間が行為の反復によって獲得する持続的な性格・習性を指す）いわば行動様式が近代資本主義の中核的な精神であるとヴェーバーは論じるのである。

このようにして、資本主義が生まれ、利益も正当化された。しかし、ここでは、アリストテレスの指摘のように貨幣そのものから利益を得るための種々の商売、たとえば最近のファンドによる投資は必ずしも正当化されていない。その意味で、現代社会は、同じ資本主義といってもまた違う世界にいるのかもしれない。また、医療機関の収益においてどの程度が適正か、いいかえれば、公定価格にせよ市場価格にせよ、どのくらいが医療サービス提供の「正当価格」なのか、という結論は出ていない。

しかし「正当価格」はわからないまでも、健康を害したときに何らかの救済措置があってしかるべきだ、という視点があり、それが社会保障や社会保険につながったのである。

医療に対する金銭の考え方

さて、このような変遷を経て、資本主義社会のなかで医療保険をはじめとする保険制度が充実してきたわけである。つまり、収益を求める行動はある程度正当化され、いっぽうでは貧困におちいった人、健康を害してしまったような人に対しての救済策としての保険制度、さらに積極的に社会保障を考える福祉政策が重視されるようになったのである。

しかし、近年の日本では、風向きが変わってきた。すなわち、高齢化による医療費の増大ないしは保険などで医療費を負担する人の負担増の問題である。自己負担の増加など医療費の増加を食い止めようとする動きはすべて、このお金の問題から生まれてきているといってもよい。

対価としての医療

資本主義では、市場において対価を支払うことで財やサービスを得る。その意味では日本では医療サービスも市場において交換されているといっていい。

交換の対価としてお金を支払えば、支払った金額あるいはその価値に見合った要求が出てくるのも自然である。これが患者のコスト意識であり、支払いたくなかったり、見合わないものと考えれば医療機関を受診しない。ひどい場合には、サービスを受けても対価を支払わない場合もある。そういった行動が正しいか正しくないかは別にして、かなりの部分では患者は消費者、すなわち対価を払ってサービスを受ける側であるという意識になっていることを、これからの医療は重視しなければならない。

医療経済学の役割

経済学には実証経済学と規範経済学がある。実証経済学とは価値判断を排除する経済学である。「こうあるべきだ」という判断を排除し、現実を描写・分析する。したがって、実証経済学者の判断は個人によってぶれにくい。いっぽう、規範経済学は価値判断を重視し、ある状態の望ましさについて議論するものである。規範経済学では目的に関する価値判断が論ぜられる場合もある。テレビ討論などで経済学者の間の意見が異なったものになることがしばしばあるが、その原因のひとつは、この価値判断の相違によるものである。経済がどうあべきかの評価は、個々の経済学者の価値観に基づくものであり、これらの価値観は個々人によって異なっている。

実証経済学と規範経済学のうち前者の実証経済学が近代の経済学の主流になっている。ここでなぜこの点を強調するかといえば、医療経済学は実証経済学がベースになっている場合が多いからである。しかし、それが、こと医療政策の観点からいえば経済学の限界ではないかと筆者は考える。

ただ、それは医療における実証経済学の意味を否定することではない。むしろ経済学的分析の意味は高まっている。ここでは経済学そのものの方向性またデータの重要性という意味で、医療における実証経済学の流れを紹介したい。

医療に関する実証経済学において、非常に重要になってきているものとして、DPCやレセプトなどのデータ分析が挙げられる。本書でもすでに触れたが、病院などの医療機関で行われていることの可視化が進み、データに基づいた医療機関への評価が的確になっていくと思われる。この方向性への反対の議論は少ない。また、この分野は経済学と経営学の接点でもある。

医療経済学の手法——HTAとは

今後重要性を増すものとして、医療の価格決定にも関係するが、HTA（医療技術評価、

health technology assessment）がある。ＨＴＡとは新しい医薬品、医療機器や医療技術の価値を対費用の検討を利用して評価する技術評価である。実証的な医療経済学が発達している国や、国民が合理的思考を好む国では、この結果が、保険での償還の有無や金額を決定することになっている。そのための手法を紹介しよう。

日本でも一九九二年八月には新薬の薬価申請資料への薬剤経済学データの添付が認められ、ＨＴＡを取り入れようとしたが、その後停滞していた。最近、その重要性が再び強調されるようになってきている。

費用効果分析

費用効果分析はＣＥＡ（cost effective analysis）と略される。この手法は、費用に対し、医療行為により生じる平均余命の伸び等の自然的単位を効果として測る方法で、効果は同一の尺度（たとえば寿命）などで測られたものでしか比較できない。

費用効用分析

費用効用分析はＣＵＡ（cost utility analysis）と略される。前述した、客観的な効果ではなく質を考慮した平均余命の伸び（QALYs：quality-adjusted life years）を用いることが多い。すなわち、健康状態によって、同じ生存であっても質が違うと考えるのである。すなわち、完全に健康な状態を一として、たとえば失明していると〇・五であると仮定する。そして、健康状態（0＜x＜1）×年数を効果として評価する。

しかし、そうはいっても個人間の感じ方の違いを表現することは難しい。一貫性に欠け、効用の個人間比較が困難との指摘もある。

費用便益分析

費用便益分析はＣＢＡ（cost benefit analysis）と略される。今までの分析方法とは異なり、応用範囲が広い。たとえば、公共投資が社会に及ぼすすべての影響（利益・損失）を貨幣単位で測定し、便益が費用に見合っているかを計算する。私企業は利潤最大化を目指すので、その意思決定にも、私的便益（売り上げ）と私的費用を比較する、といった形で応用できる。社会全体の意思決定では、社会的便益と社会的費用を比較する。たとえば、道路を建設するのであれば、便益として、

・節約時間／自動車の運行費用の節減
・事故の回避・緩和／既存道路の混雑軽減
・新規に発生した交通の便益

いっぽう、費用として、

・建設費用／追加的維持費

Shinsho Y　洋泉社

λ

・料金徴収費
・機会費用

などを計算し、便益と費用の差で計算することになる。ここで、費用には機会費用(opportunity cost)すなわち、ある選択を行うことにより失ったもののうちで最大の価値を持つものの価値、をいれることに注意されたい。機会費用の考え方は、ある制約(時間や、予算)のもとで最大の成果を考える場合には欠くことができない経済学的な考え方になる。

医療の場合には、便益とは、自発的支払い額(消費者がその行為に自発的に支払ってもよいと思う最高額。WTP：willingness to pay と呼ぶこともある)で計算する。ただし、医療分野の場合、便益や損失を貨幣に換算することが難しく、正確さに欠けるという批判がある。

費用最小化分析

費用最小化分析はCMA(cost minimization analysis)と略される。同一の効用をもたらす医療のなかで最も費用の安いものを分析する手法である。

しかし、このような考え方は一歩間違うと、「命をお金で評価する」ということになってしまい、日本のように、情緒が支配する国でどこまで導入できるのかを考えねばならない。

このような話になってくると、規範経済学や、第四章で考えるような学問のほうが重要な場合もある。

経済学の限界

しかし、経済学は、抽象性、普遍性が高く、共通言語としてお金を扱うので、医療政策を決定づけたり方向づけるのに経済学のみを手段としてフォーカスすることがよいとは思えない。すでに述べたように、あるいは田中滋[注5]のように、医療経済学を価値観を含むものとして幅広くとらえればよいが、一歩間違うと現場を無視した政策になりがちである。

政策と経済学との関係については、佐和隆光の分析[注6]がわかりやすいので紹介しておく。佐和によれば、以下のようになる。

・保守主義あるいは市場主義では、①市場を万能視し、自己責任・自助努力をモットーとし、低福祉低負担を志向し、②秩序と伝統を重んじ、社会的異端に対して厳しい。

・リベラリズムは、①市場は万能ではないから、経済安定化のためには政府の市場介入が不可欠だとして、相対的には高福祉高負担を志向し、②経済的弱者をも含めて社会的異端に対して寛容である。

経済学者の多くは前者の①の立場に立つことが多い。いっぽう、医師は後者の①の立場に立つことが多い。

そこで、ここからは、今までの医療経済学の医療政策への適用、あるいはその問題点を概説する。

まず、日本の医療経済学では前述してきたように医療が単に経済学の方法論で解決できるのかどうかに論点がある。

標準的な経済学のトレーニングは、数字を中心にした計量経済を意味することが多い。しかし、医療現場は別にして、[注7]数字のみで医療者を説得することは、日本においては難しい。

いっぽう、制度学派経済学者は用語や歴史から入るために、理解が厳密である可能性がある。[注8]たとえば、ガルブレイスという異端の経済学者がいた。政治経済学者といったほうがいいかもしれないが、彼は、いわゆる標準経済学者からは無視されていたが社会的には影響力があり、政策決定にも関与していた。

現在の医療政策の決定は本書で記していくように、プレーヤーが多く、政策決定も交渉などの要素が多く、少なくとも論理的には決まらない。おそらく、日本のように複雑な制度を持ち、医師の力が相対的に強い国では、歴史や規制制度あるいは現場からの考察が重要であろう。同じ社会保障であってもお金の配分が中心の年金とは異なり、少なくとも医療の経済分析には重要であろう。その意味で、標準的経済学では死語になったかもしれない、いわゆる制度学派経済学の考え方や学者の存在が[注9]医療や介護においては必要なのではないかと筆者には思える。その意味で、このふたつは補完的なのではなかろうか。

この対立は、第六章で述べる、日本の医療政策における対立の構図がそのまま医療経済あるいは医療経済学の世界にも持ち込まれているようにみえる。数字重視が財務省系の学者で、制度学派系が厚生労働省系の学者とでもいおうか。逆に、政治がそれをあおっているのかもしれないが、ここに審議会政治といわれる日本の政治の問題点が見え隠れする。

（注1）ここでいう学問には純粋な医学は含めない。医学を社会に応用する医療をどのようにするのかを政策の視点で考えるのが本書の立場だからである。

（注2）ホセ・オルテガ・イ・ガセットは、スペインの哲学者である。主著に『ドン・キホーテをめぐる思索』（一九一四年）、『大衆の反逆』（一九二九年）などがある。

（注3）スティグリッツは、政府が温情主義に基づいて市場介入の対象とする財を価値財と位置づける。

（注4）クリストファー・ピアソン著、田中浩、神谷直樹訳『曲がり角に来た福祉国家』未來社、一九九六年

（注5）田中滋「医療と経済」丸山徹編『現代経済事情』培風館、二〇一一年

（注6）佐和隆光『漂流する資本主義——危機の政治経済学』ダイヤモンド社、一九九九年、佐和隆光編『「改革」の条件——市場主義の貧困を超えて』岩波書店、二〇〇一年

（注7）医療現場では、たとえばDPCなどの数字による分析は医療者間のあるいは医療者と事務方の議論に有効である。

（注8）制度学派は、制度を歴史的、文化的な産物とし、制度によって行動規範が変わると考

える経済学者のグループである。新制度学派は、そのような制度の議論を引き継ぎながらも、新古典派経済学のミクロ理論を補完するという立場をとっている。アプローチは違うが、制度や組織の形成の論理を解明しようとしていることに大きな特徴を見出せる。新制度学派は、制度を合理的経済人の活動の諸制約として規定した。ここに古い制度学派との大きな違いがある。

（注9）同じことは医学でもあり、医学史の学者は、歴史や用語の正確さおよびそれから演繹《えんえき》される内容を重視する。

第四章　医療を支える学問――経済学以外の学問

第三章にひきつづいて、経済学以外の学問もみていきたい。これまで述べてきたように、医療費高騰や患者のコスト意識の高まりといった、経済学として解決しなければならない課題もある。しかし、医療においてはそれ以外の学問の視点から考えなければならない課題も多くあると考えられる。

社会学と医療

まず最初は、社会学的な視点と医療とのかかわりについて考えよう。

イギリスの社会学者リチャード・ティトマスは、第二次世界大戦後の福祉国家研究において各国の制度的違いに注目し、福祉国家を、①残余的（救貧的）モデル、②産業的業績達成モデル、③制度的再分配モデルという三つに分類することを提唱した。①の残余的福祉国家とは、家族あるいは市場がうまく機能しなかったときにのみ、国家が福祉の責任を引き受けるというモデルである。②は経済成長を優先するモデルで、そのために社会福祉は存在するし、経済成長すれば社会福祉も充実するとする。③の制度的再分配福祉国家は社会の厚生にとって重要なすべての分配領域に福祉の責任を広げるモデルである。この分類では、①が最も市場的で、③が最も公的な介入が大きいことになり、アメリカなどが①、ドイツやフランスが②、北欧などが③にあたると考えてよい。

いっぽう、日本を代表する社会学者の一人である富永健一の『社会変動の中の福祉国家』によれば、制度的な福祉とは、施しや慈善と異なり、非常事態への対処としてではなく、組織化された、正常な公的な制度によって担われる活動を意味する。また、福祉を受ける者にとって恥辱感(スティグマ)を伴うものでもない。社会福祉とは社会的な援助であって、社会によって是認された目的と方法を持っていなければならない。さらに、それは利潤動機に発するものであってはならず、非営利的な組織によるのでなければならない。また社会福祉の活動は、社会保険、医療、高齢者介護、育児、レクリエーションなど、きわめて多様な機能を担う活動であるという意味で、人間の多面的なニーズに対応すべく機能的に一般化されたものでなければならない、という。

これらの考え方が提唱されて以降は、福祉政策の策定にあたっては、あるいは社会福祉について研究するさいには、福祉の有無だけでなく、その内容の検討を研究に加えざるをえなくなり、異なった類型に分けて考えるという考え方が発展していった。

ついでデンマーク出身のエスピン＝アンデルセンによる福祉国家類型論を紹介しよう。

医療政策の世界でも、ＧＤＰにおいて医療費が占める割合がよく議論の材料として使われる。かつては社会保障でも同様であったようだ。つまり経済成長が社会福祉の牽引《けんいん》になるという考え方である。たとえばハロルド・ウィレンスキーは、六四ヵ国の社会保障支出の対ＧＤＰ比を比較して、その違いは経済水準や人口の高齢化と最も相関関係が強く、いっぽう、イデオロギーや政治体制の差異は重要でない、と指摘している。ウィレンスキーは、工業化が都市化と共に進み、従来は農村などの地域の共同体で生活の助け合いがなされていたのが不可能となったため、社会の安定のために政府が介入せざるをえなくなり、社会保障というシステムが形成されたとみる（貝塚啓明「社会保障をめぐるいくつかの問題」『フィナンシャル・レビュー』大蔵省財政金融研究所、一九九七年十二月）。このため、ウィレンスキーは、経済成長に伴って福祉国家が発展するという論の代表的論者とみられた。

ウィレンスキーの研究以来、ＧＤＰに占める社会（保障）支出の比率を手がかりにした研究がひとつの有力な流れとなっていた。日本でも、『政府の大きさと社会保障制度』（橘木俊詔編）がある。(注1)

社会（保障）支出の多寡を決めるものは何か、どういう背景から比率の高い国（福祉先進国）、比率の低い国（福祉後進国）に分かれるかに研究の関心が向けられたのである。こうした研究からはいくつかの異なった結論が導かれており、コンセンサスが得られているわけで

福祉レジーム	社会民主主義	保守主義	自由主義
モデル国家	スウェーデンなど北欧諸国	南欧、ドイツ、日本	アメリカ、カナダ、オーストラリア、イギリス
脱商品化	高位	中位	低位
社会的階層化	低位	中位	高位
脱家族化	高位	低位	中位
主たる政策	所得平等および雇用拡大	所得平等および租税軽減	租税軽減および雇用拡大

表4－1　エスピン＝アンデルセンによる類型

はない。

このような流れへのアンチテーゼとして、エスピン＝アンデルセンが提唱した福祉レジームの類型論は、資本主義および福祉国家の発展の歴史認識から演繹されて導き出された。

表4－1に、この類型の概要を示す。なお、イギリスを自由主義に入れるかどうかは議論があるが、ここでは、ミッチェルの福祉国家の国際比較研究によった。

エスピン＝アンデルセンによる類型化は、以下のような三つの指標を用いて、社会民主主義モデル、保守主義モデル、自由主義モデルの三つに類型化される。埋橋孝文『現代福祉国家の国際比較――日本モデルの位置づけと展望』(一四九～一五五頁)によれば、第一の指標である「脱商品化」の概念は、直接的にはカール・ポランニーに由来するが、「個人あるいは家族が、市場参加の有無にかかわらず社会的に認められた一定水準の生活を維持できることがどれだけできるか、あるいはその程度」であるというものであある。福祉国家は、経済問題が私的（民間）部門のみならず公的（政府）部門によっても決定される混合経済の体制をとっているので、どこまでが市場経済であるのかという、市場経済の範囲の規定といいかえてもいい。

第二の指標である「社会的階層化」は、福祉国家は不平等の構造に干渉し、是正するが、それ自身が一種の階層化のシステムであるという点がポイントである。たとえば、社会保険制度自体がすでに社会の階層を形成している場合があるということだ。これは、たとえば、日本においても長らく大企業の健保組合、かつての政府管掌健康保険組合（健保）、国民健康保険において、受診料の自己負担割合が異なっていたこと、最近でも企業の負担する保険料の有無によって、月々の保険料が違うことからも示される。実際、健保に入りたいために就職するという例もある。また、ドイツでは現在でも高級官吏は公的な強制保険ではなく、給付が相対的に多い民間保険に加入していることや、新興国では国家公務員の保険の条件がよいことでも裏付けられるであろう。中国でも国民皆保険が目標とされているが、背景には国内の格差が広がり、医療を金で買う状態があることはいうまでもない。

しかも、社会的階層化の分類では「どのような種類の階層化が社会政策によって促進されるか」が問われる。つまり、この階層化は次の三種類の階層化として区別されている。

①階層化の保守的原理

職業別に分かれて設立されている社会保険制度の数、および公務員年金への政府支出がG

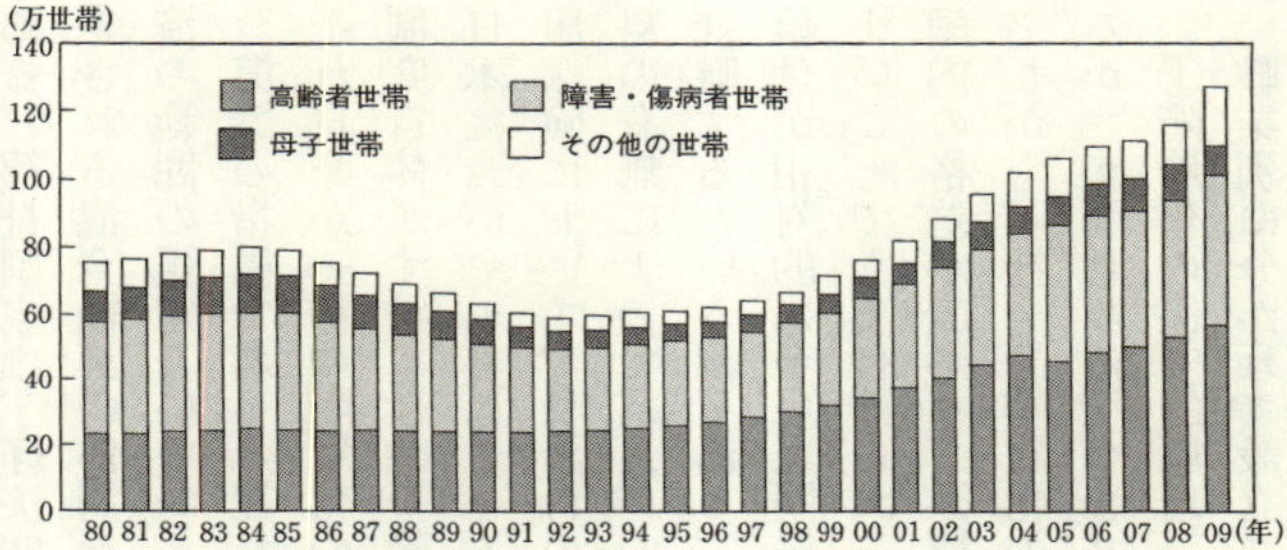

図4-1　生活保護世帯数の推移（国立社会保障・人口問題研究所「世帯類型別被保護世帯数及び世帯保護率の年次推移」）

DPに占める割合で測られる階層化で、保険者によって受けられる医療に差があることを示している。この格差の解消は保険者をひとつに統合しないかぎり難しい。

②階層化のリベラル原理

社会支出全体に占めるミーンズテスト（資産の有無の調査）を伴う給付の割合、逆にそれを伴わない年金や医療の分野での民間支出の比率で示される階層化である。ミーンズテストを伴う給付は、受給者に恥辱感（スティグマ）を加え、受給者と非受給者との間での社会的階層化を促進する。日本では、生活保護を受給するためのミーンズテストがあり、最近までは生活保護を受給する人は少なかった（図4-1）。しかし近年、事情は変わり、生活保護受給者は増加中である。特に二〇〇九年にはその他の世帯すなわち家庭の事情や健康上、特段の問題がない人の受給が増えている。

③階層化のソーシャリスト原理

かつてのスウェーデンの基礎年金のように報酬比例でな

く均一給付を行う普遍的制度は、社会的不平等を是正する機能を持つ。しかし、たとえ制度自身が平等志向であっても、高収入層は均一な給付に満足せず、民間保険への加入を目指すことになる。たとえば、無料で医療にアクセスできるイギリスでも高収入層は民間の医療保険に入り、民間の病院などで治療を受ける。その意味で、普遍的制度も階層化とまったく無縁だとはいえず、社会的階層化のひとつのあり方であると考えられている。

アンデルセンによれば、第一の類型である社会民主主義モデルでは平等な福祉の権利を保障するが国民負担が高くなる。これは、一般的には、競争がないからであるとされる。第二の類型である保守主義モデルは家族がサービスを提供できなくなったときにはじめて公的介入が行われるが、それまでの家族の負担が家族のきずなを弱めているといわれる。これは、日本でも介護保険の導入時にいわれた議論であり、逆に介護保険が家族のきずなを弱めるという意見もあった。なお、一人の女性が生涯の間に何人の子供を産むかを示す合計特殊出生率が一番低いのはこのモデルの国々である。(注2)

第三の自由主義モデルでは所得に応じた福祉であるために、たとえば医療の場合には無保険者のような、新たな格差を生み出し社会不安の原因となる。それゆえ世界的にも評価が低いのか、第五章でも述べるように新興国では財務状況の改善に伴って少なくなり、総本山のアメリカでもオバマ大統領により国民皆保険の議論がなされ、立法までこぎつけた。オーストラリアは英連邦成立後、ミーンズテストを通じて、社会保障の給付を、貧困者に対し選別的、限定的に行ってきたが、労働党政権下の一九八四年にメディケア（Medicare）という税金を財源にした公的医療保障が導入されている。(注3)またカナダでも一般税、その他企業雇用主への社会保障税、州の一般財源、連邦政府補助金を財源とする保障制度になっている。このように医療に関しては、第三の類型は、かなり旗色が悪いようだ。

ただし、社会学では、このような類型化を行って状況を整理することはできるが、残念ながら社会保障の問題を解決するための解がない。いいかえれば、解がないからひとつの方向に収斂していかないともいえるのである。

倫理・公共哲学と医療

倫理・公共哲学とは、論理整合性や正当性を問う学問である。渡部昇一の『知的余生の方法』によれば、パスカルは『パンセ』の中で、「死後の世界や奇跡や神というものは、確率論的には、絶対に存在すると考えて生きたほうがいい」といった、という。以下、同書から引用する。

「彼はそのことを、信仰の立場ではなく、科学者としての立場で立証しようとした（……）例えば、死後の世界や神様などというものは存在しないと考えて生きたとする。そう思って死んでみて、本当になかったのなら、それでいい。何ら問題はない。また死後の世界や神様があると信じて生きていたが、死んだらなかったとしても、その場合は死んだ当人も何もわからないのだからそれでよい。

しかし死後の世界や神はわれわれ生きている人間には見えない。だから、あるかどうかは、それこそ死んでみなければわからない。だから、あるかもしれない。そして、本当に存在したとするとどうなるか。そんなものは存在しないと考えて、生前、好き放題なことをし、他人に迷惑をかけたり、悪いことばかりして生きてきて、いざ死んでみて、死後の世界や神様がいることに気づいても、もう遅い。ひょっとすると、神様に生前の悪事をこっぴどく罰せられるかもしれないし、それこそ閻魔《えんま》大王みたいなのがいて、審判されるかもしれない。そうなったら大変なことになる。だから、今は全くわからないけれど、死後の世界も神も存在すると考えて生きたほうがいい。確率論から見てもそうなる、というのがパスカルの考えである」

このように論理で詰めていくことも政策議論には必要になることがある。

最近、社会保障の行き詰まりとともに強調されているこの分野は社会保障の論理的な基礎になっているが、諸学派があるので、医療に関係する大まかな流れのみに触れる。

自由と平等を両立させることを理論的に支えてきたのが、有名なジョン・ロールズの「正義論」である。ロールズは自由と平等を両立させるふたつの原理を導き出した。ひとつ目の原理は、各人は自由に対する平等な機会を持つというものである。ふたつ目の原理は、「格差原理」と呼ばれるもので、個々の人間の格差は「その格差が最も恵まれない人の利益になると期待される場合にのみ許される」という考え方である。

この表現は難しいが、広井良典の「日本の社会保障」(『海外社会保障研究』一三五号)の説明によれば、合理的経済人は情報ゼロの状態(ロールズは「無知のベール」と呼んだ)での社会契約であれば人々が最悪の状態に陥ることを公正に最大限回避する条件として社会保障を選ぶであろう、ということである。(注4)

なお、ロールズ自体はリベラリズムの学者として位置づけられる。ただ、ここでいうリベラリズムは、ジョン・ロックが唱えるような、いわゆる古典的自由主義とは異なる。古典的自由主義は個人の自由と小さな政府を強調する思想であり、伝統的自由主義ともいわれる。(注5)いっぽう、ロールズのいうリベラリズムは社会自由主義と呼ばれることもあり、政策的には社会民主主義に近い。社会民主主義は国民の人生に発生する生活不安を解消する社会を目指す。西欧では、社会民主主義政党が保守主義政党と並ぶ二大勢力として政権交代を繰り返しており、第五章でも述べるようにドイツでは社会民主主義政党である社会民主党(SPD)と新自由主義的な考えのキリスト教民主同盟(CDU)との政権交代が医療にも大きな影響を及ぼす。また、北欧では、社会民主主義政党が長期間政権を維持、運営している。
ここでいう二十世紀以降のリベラリズムは、積極的自由に基づく自己決定を推奨し、国家による富の再配分または地域社会による相互扶助を肯定する。(注6)
ただ気をつけねばならないことは、ロールズはいわゆる福祉国家の批判者でもある点だ。

すなわち、正義は自己の利益を求める合理的な人々が共存するために相互の合意によってもたらされ、人々には平等な基本的自由と機会の平等が与えられており、かつ人々が自由な経済活動を営むことのできる社会を肯定する。逆に、結果の平等に関しては必ずしも是としない。

近年では、このロールズの正義論に対する反論も生まれてきた。コミュニタリアニズム(注7)（共同体主義）である。

代表例が、マイケル・サンデルの議論である。サンデルは、リベラリズムが想定する人間観が、特定の共同体の伝統や慣習から切り離された合理的な人々で、いわば「原子」のような個人である点を批判している。

リベラリズムの考え方では、（この合理的な）個人を、その所属する共同体からあまりに切り離して考えすぎだ、ということである。

さらに、塩野谷祐一は経済の世界と倫理の世界の統一をもくろむ書である『経済と倫理——福祉国家の哲学』で下記のように述べる。

「行為に関する『善—効率—効用』、制度に関する『正—正義—権利』、人間存在に関する『徳—卓越—能力』が判断基準であると。この三つのキーワードは順に一般的な目的、目標とする考え方、究極的な目的である。つまり、制度においてはその正しさ、正義が重要であって必ずしも効率のみを目標とするものではない。また、もっとも上位概念である人間存在

においてはその能力を最大限に発揮できることが、国家の究極の目標であろうという」(注8)
なお、ここまで哲学的な批判ではなくても、国家の役割をリスクマネジメントという視点（広義の安全保障）からみれば、ロールズへの批判と、現代の福祉国家の位置づけが明確になる。

たとえば、橘木俊詔は、『安心の経済学』で下記のように述べる。

「不確実性が高まっている。人間は生まれてから死ぬまで、不確実に発生する様々な事象に遭遇する。いわばリスクの多い時代にわれわれは生きている。喜びを感じることもあるが、悲しみに遭うことのほうが多いし、深刻度も高い。わが国における身近な大惨事は阪神大震災である。ごく最近ではアメリカのニューヨークやワシントンにおけるテロ事件がある。双方とも数千人の死亡者が発生した。こんな大事件のみならず、個人には小さな出来事がよく発生する。これらの人生上で起きる様々な重要な事象を系統的に分析し、対策を考えるのが本書の目的である。いわば安心ある生活を送るためにどうしたらよいか、が主要な論点である」

もちろん、筆者は結果の平等のみを求める立場ではないが、前記の意見には賛成である。同じく、橘木は『政府の大きさと社会保障制度』において、保険は最も恵まれない人のみならず、中所得層あるいは高所得の人にまでメリットが及ぶ制度であることを強調している。経済学でいう、正の外部経済もそうであるが、もっと卑近な例でいえば、新興国において貧しい病気の人が苦しみながら道を歩いていれば、日本的な感覚かもしれないが中所得層もつらいであろうし、海外先進国からの観光客にプラスの印象は与えないであろう。そのような貧困層が医療サービスを受けられるような制度は、他の階級、ひいては国全体にとっても利益が大きいと考えるのである。

もっと個別の議論にも哲学の方法は応用できるが、ここからは、実践的な学問を紹介したい。

政治学と医療

ついで、政治学と医療について述べる。政治にはいろいろな次元があるが、その本質は、山口二郎によればひとつの社会を構成する人々や団体を拘束する決まりごと、ルールを作るという点にあるという。

「つまり、卑近な例でいえば、複数の人間が集まって社会を作るときには、かならず政治が生まれます。もっとも親密な家族でさえ、ルールは作られるものです。人間は一人ひとりちがった好みや趣味、考えをもっています。複数の人が一緒にいきていくときには、異なった生き方をする人たちの間で折り合いをつけていかなくてはなりません」(『政治のしくみがわかる本』)

これが政治だというのだ。

このように政治というものはどこにでも存在するが、ここでは政治学として国の政治の仕組みを分析してみよう。

日本の政府は、十八世紀のイギリスで始まった、立法府と行政府が、多数を獲得した同じ政治勢力によって一体的に運用される議員内閣制を採用している。これは、国会、特に衆議院の多数をとった政党の指導者が、内閣総理大臣という行政府の最高権力者に選ばれるという仕組みである。

ここで、一九九五年に成立した小選挙区制が重要である。

小選挙区制は、相対多数の勝者にすべての権力を与えることになり、二大政党政治につながる。小選挙区制下の選挙では、一位になった政党は、得票率よりも議席占有率がはるかに大きなものになるからだ。政権を担った政党に多数の議席を与え、国民に約束した政策を強力に実行させることこそ民主政治だという考え方が、この制度の根底にある。代表例は自由主義の国としても知られるイギリスやアメリカである。

いっぽう、ヨーロッパの多くの国では比例代表制が採用されている。この仕組みでは、政党は得票率に応じて議席を獲得するので、多くの政党が議会に登場し、単独で過半数をとるような明確な勝者が生まれることは少ない。そこで、多くの政党が協力して連立政権を作ることが普通となる。

社会に存在する多様な意見や利害が議会に反映され、それらが話しあいや妥協を通してまとめられることこそ民主政治だという考え方が、比例代表制の根底にある。また、このような国々では、お互いを認めあう文化が相対的に強いので、第五章で述べるドイツやフランスのように、医療改革も折衷案になることが多い。

この違いは具体的にいえば、たとえばどの薬剤を保険適用に含めるか、薬価をどうするかといった決定方式に表れる。ドイツや日本では、中央社会保険医療協議会のような合議制で決定されるが、イギリスでは、NICE（National Institute for Health and Clinical Excellence）のようなHTAの概念に基づいて費用効果分析を行う組織が強い力を持っている。(注9) いいかえれば合議制対合理性ともいえる。実はこのような分野は、医療経済学のなかでも薬剤（医薬）経済学や臨床経済学として確立した分野である。逆に、こういった分析を日本に取り入れるのか、取り入れるのはどこまでかを議論するのが医療政策になる。

公共政策学と医療

政治学や政策学の応用として、公共的諸問題を分析し、よりよい公共政策を発見しようとする市民自身の努力を支援することを主要な役割とするのが、公共政策学である。公共政策学は、社会的に取り組むことが必要と合意された医療のような諸問題や公共的課題の解決に向けて、国や地方自治体が実施するさまざまな取り組みを分析するものである。

公共政策学では、「公共」とされる問題を扱う。これは、個々人や個別的団体の手に余る問題や、当事者にその処理をすべてゆだねることが適当でないと考えられ、したがってその処理にあたって、個々人や個別的団体を超えた包括的な社会単位における集合的検討とその社会単位を構成するすべての個人や団体を拘束する取り決めが必要になるような諸問題を扱う。医療の問題はまさにこれに当たる。この学問は政策の実行過程も扱うが、医療政策を扱う本書では、実行過程ではなく、医療政策の考え方、決定、方向についてみることにしよう。公共政策学の視点による学問としては政策デザイン論がある。

政策デザインの内容としては、たとえば公共選択論、規制政策、産業政策などがある。規制政策、産業政策の視点は本書で随時触れているので、ここでは、公共選択論を紹介しておこう。

公共選択論は非市場決定の経済学的研究として、あるいは単に経済学の政治学への適用と定義できる。すなわち、経済学的な手法を、モノやサービスの分野以外の、いわゆる市場が存在しない分野にも応用するという考え方である。

そのため、公共選択論では、たとえば選挙のような一般には非市場の領域においても、経済原理があるとする。つまり、公共選択論の新しさは、人間が行動する場合には、非市場部門でも基本的には市場部門の場合と同様に個々人の利己心に基づいて合理的に行動すると想定して、経済学的分析を非市場的決定の問題に適用したところにある。

また、公共選択論では、経済行動の主体として、政策決定に関与する政治家、官僚、社会利益団体の代表などの行動に対する経済学的分析を重視するという点でも独自性を有するといえる。むしろ本書あるいはこの章で述べた主張である、「医療政策の決定には、経済学的視点のみではいけないのではないか」、という点へのアンチテーゼにもみえる。

公共政策学に戻ろう。

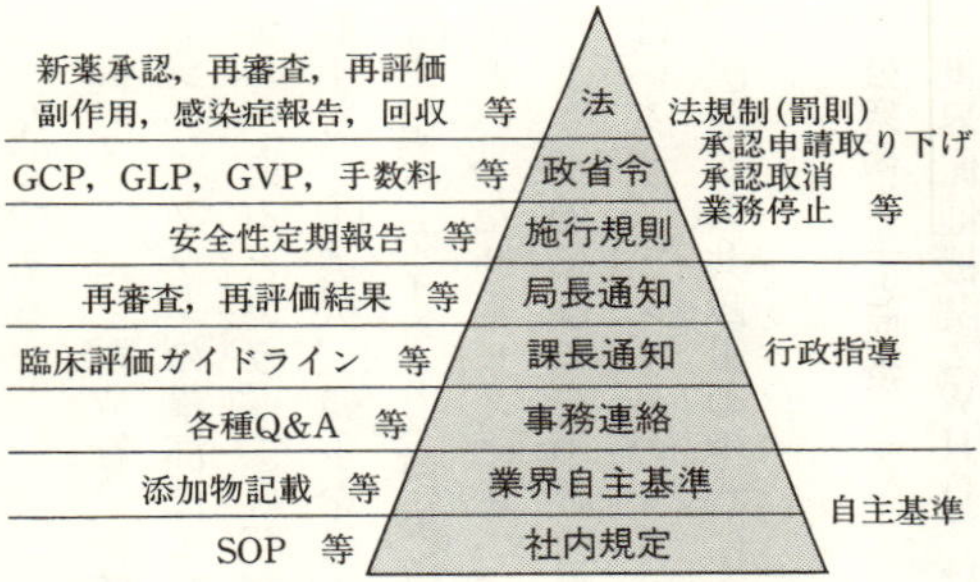

図4-2　薬剤に関する法規制と行政指導

公共政策学によれば、政策を実行するための方策には次のような類型がある。

①市場メカニズムの導入：市場の自由化や市場の創出である。市場の創出の例としては介護保険市場や特定健診市場の創出がある

②インセンティブ誘因を変えるための税と補助金：供給者対象と消費者対象の二種類がある

③ルールに基づくコントロール：法や規制になる。図4-2は薬剤に関する現在の日本の法と規制である。

④非市場メカニズムによる財・サービスの供給：政府機関による財・サービスの直接供給

⑤保険とクッション：後者は不測の事態に備えての備蓄、医療分野でいえばたとえば抗インフルエンザ薬の備蓄

などである

同じように、国立社会保障・人口問題研究所主催の第一三回厚生政策セミナーでのジュリアン・ルグランの講演によれば、市場原理が働きにくい医療政策の運営には以下の四つのモデルがあるという。①専門家の裁量に任せる、②専門家を管理統制する、③消費者の声を尊重する、④選択、競争を組み合わせた「準市場」を導入する。この四つのモデルのうち④の「準市場」がイギリス医療改革の鍵《かぎ》として導入されたという。「準市場」とは、特に医療や福祉といったサービスにおいて、市場メカニズムを導入してサービス提供者を競争させることにより、効率性や質の改善を目指すものの、価格メカニズムを使用しないので純粋な市場とはいえず、アメリカのマネジドケア（管理された競争とはいえる）とは異なる、という。

医療が公共政策の中心になるにつれて議論が盛んになってきている。

公衆衛生学と医療

世界保健機関（WHO）は、公衆衛生を「組織された地域社会の努力を通して、疾病を予防し、生命を延長し、身体的、精神的機能の増進をはかる科学であり技術である」と定義している。

公衆衛生学は多くの分野からなる。しかし典型的な区分としては疫学、生物統計学、医療制度学がある。環境・社会・行動・職業衛生も、重要な分野である。だが日本では、一九五

○年に社会保障制度審議会の勧告で、社会保障が生活保障と社会福祉、公衆衛生を包括した上位の概念として明確化され、狭義の社会保障として、①公的扶助（生活保護）、②社会福祉、③社会保険、④公衆衛生および医療、⑤老人保健、が定義されたため、公衆衛生は社会保障の一部分とみなされてしまった。

これが、日本の公衆衛生学が海外の public health という学問に比べると、扱う範囲が狭くなった理由だろう。日本の公衆衛生は、医療制度もその守備範囲ではあるが、そのほかの、疫学、環境・社会・行動・職業衛生といった医学的で学問的な部分をより得意としているようにみえる。本来は、よき医療制度の構築のために、たとえばアメリカでの public health の大学院のように、医療経済学や医療経営学と対峙《たいじ》してもよい学問だと思われる。

もちろん、これは医療政策という視点から公衆衛生学をみたときの話であって、公衆衛生学の医療への貢献を否定するものではない。疫学、感染症対策、産業衛生等、日本の公衆衛生学には他国に類をみないすぐれたものも多くある。

経営学と医療

医療の効率化の問題を扱うのが医療経営学(注10)である。これは、現場の課題を経営学の方法で解決しようというものであるが、これまでは医療経済学に比べると注目されてこなかった。

しかし、マイケル・ポーターのような経営戦略の大御所が、医療に関心を持ち、『医療戦略の本質』といった書籍を出すことでもわかるように、経営学者も医療に関心を持ってきている。

ただし、経営者の視点と経済学者の視点は違うという指摘もある。具体的には、経済学者のポール・クルーグマンは、オープンシステム（個別市場は他の市場に影響しない）とクローズドシステム（影響が相互に及ぶ）とを区分し、経営者は、オープンシステムでものを考えるので、政策関係の仕事のようにクローズドシステムの運用や計画は難しいのではないかという。それは、マクロに医療をみるのか、ミクロにみるのかという点にもつながるが、ここでは経営学としてはミクロに、病院や診療所の動きをどう考えていくのがよいのかという視点でとらえてみよう。

また、ここでの議論は、そのほかの政策議論に比べると「効率性」の追求という方向性が明確になっていることが特徴である。

経営学を流れる思想

まず重要なのは、経営学というものの背景にある思想である。

経営学であるから、効率性を追求するのはもちろんである。しかし、ここでいう効率性は必ずしも経済学でいう、費用対効果のような効率性とはかぎらないことに注意が必要である。

つまり、経営学でも、ある前提を置いたうえで計量的に、少ない費用で最大限の効果を得ることを効率というが、中長期的な戦略的な考え方もあるということである。

もうひとつ、経営学にはポストモダンの考え方が導入されている点にも注意を払う必要があろう。ポストモダンでは、何が真実で何が真実でないかは必ずしも明確にされていない。しかし、経営においても、相対化されているかもしれないが、ある軸において最善を目指そうとする。そこへ到達するための考え方、戦略、軸が正しいのかといった確認は必要である。すなわち、経営学でいえば、「対話」の重視につながる。真実がないのであるから、自分と考え方が違う人との対話によって総合化していくことになる。個人対個人の対話のみならず、個人対社会の対話も重要である。

これはもちろん、現代の経営学において数字や金銭的なものを無視するという意味ではない。ただ、一見効率性のみを追求するようにみえる経営学も、社会の要請に無縁ではなく、株主資本主義のような効率性と、日本的経営のような効率性の間を揺れ動くものであるということだ。

その意味で、社会の動きをひとつ紹介しておこう。

『帝国』という大著でハートとネグリは、社会が「規律の社会」から「管理の社会」に移行したという。規律社会とは、社会の成員が自発的かつ強制的に社会の規則に従うようにするために、規律的な制度（監獄、工場、収容所、病院、大学、学校など）を利用し、習慣、風俗、生産的な慣行を作り出す。「監視と処罰」がキーワードといってもいい。

これに続く管理社会とは、近代の最後に登場し、ポストモダンの時代を通じて主流になる社会であるという。命令のメカニズムは「強権的」なものから「民主的」なものとなり、外部の権力から命令され、規律を与えられるというよりも、秩序をおのおのが決める傾向にある。秩序を維持するのも、命じられて維持しているのか、自主的に維持しているのかがわからなくなるのが、この社会の特徴だという。規律社会とは異なり、社会的な制度を通じて支配されるのでなく、自らが自主的に作り出したネットワークによって支配されているのである。前述した点にもつながるが、ここでは、すべてを数字で評価することも良しとしない。

ここからは、経営学で取り上げるポイントを、政策との関連で簡単に述べておこう。

①戦略

日本の医療機関には戦略がなかったといわれる。だが、最近の厚生労働省や内閣府が進める機能分化の流れのなかで、独自性を打ち出すことが必須《ひっす》である。たとえば、厚生労働省の診療報酬改定が行われたとき、それが予期せぬものであっても柔軟に対応できるような、投資戦略や組織戦略をとることが重要である。その意味では、現在の公立病院のように予算で動く組織は、そもそもこういった時代の変化に対応しにくいともいえる。

②組織

医療の組織は普通の組織と違う面がある。山崎豊子の『白い巨塔』などでいわれる封建制的な医局制度も経営学的には問題になろう。

しかし、ピラミッドの組織からフラットで柔構造の組織に転換が進み、スペシャリストがテーマに応じてプロジェクトチームを組み、スピーディかつ効率的に業務を遂行していく時代が来る可能性がある。すでに医療の世界でみられるスペシャリストによって構成されるチーム型組織が、経営にも不可欠になるかもしれない。

考えてみれば、医師は患者を診察するとき、複雑な症例の場合などは、各科の専門医のコンサルタントを受けながら意思決定する。また、治療方針を検討する会議のときは、専門家としての忌憚《きたん》のない意見が飛び交うことが多く、明らかに企業における会議などよりは柔軟に議論がなされる。従来はこのスペシャリスト集団は、組織上管理が難しく、病院マネジメントの問題点のひとつであると考えられていた。しかし、ＩＴなどを使ったマネジメント技術の進歩により、近い未来にはむしろスペシャリスト主導のマネジメントスタイルの模範となるものかもしれない。

③マーケティング

医療といえども、顧客視点が重要なことはいうまでもない。しかし、行きすぎた患者視点も問題である。

ここでは、政策の視点も踏まえ、やや広くマーケティングを考えてみよう。サービス業ではそのノウハウは経験やセンスなどを中心とした暗黙知として扱われることが多かったため、生産性の発展が阻まれてきた、という指摘がある。

そこで、最近、サービスイノベーションが注目されている。

イノベーションという言葉は、日本では主に「技術革新」「経営革新」などの意味で経済・経営分野で用いられる。当初は、日本では技術革新と訳されることが多く、主に理科系の技術開発の分野で使われてきたが、最近、生産技術の革新のみならず、経済成長の原動力となる革新、資源の開発、新消費財の導入、特定産業の再組織などを指すきわめて広義な概念として考えられるようになった。最近では、第三次産業であるサービス分野の重要性がいわれるにつれて、サービス分野にもこのイノベーションという言葉が使われるようになった。経営学の泰斗であるP・F・ドラッカーもイノベーションに強く関心を持っていた。たとえば、『チェンジ・リーダーの条件』では、

①イノベーションとは単なる技術革新を指すのではなく、ものの考え方や仕事の方法を変えることによって生活者の価値観を変え、生活者を満足させて自分も儲けること、つまり、儲かっていない活動を、儲かる活動に作り変えることである

②イノベーションとは技術革新のことだけではないので、技術部門だけで済むものではなく、すべての部門が取り組むべき活動と考えられ、サービス部門もその範囲に含まれる

としている。このような動きは当然医療にも無縁ではない。

④オペレーションの革命

効率性を徹底的に追求しているトヨタはいまや世界に冠たる国際的企業といえる。このトヨタ方式が病院経営の手法として海外から逆輸入されている。導入にあたってのポイントをふたつ挙げよう。

専門化が進み、脳梗塞《のうこうそく》の患者を扱ったことがない、という内科の医師が現れたとしよう。当然、その内科医はその患者を診ないので、神経内科医あるいは脳神経外科医に負担がかかることになる。

患者の側にも問題はありうる。たとえば小児科医の必要性がいわれるが、小児科医でなければ診断・治療できない病気はさほど多くはない。しかし、患者は専門の小児科医を求める。かくして小児科医はいつも忙しくなる。というわけである。

こういったことで、医師総数がそこそこいても機能あるいは生産性が低くなってしまった、というのが現状であろう。これを改善する鍵は、トヨタが開発し導入しているリーンメソッド（注11）のような、チーム医療と多能工（注12）の概念ではないか、と筆者は考えている。多能工は、日本的な助け合いの考えに基づく。あまりに専門性のみを主張することにも弊害が生まれる。

ついで従業員の尊重という点が挙げられよう。病院の組織論を考えたときに、理念型経営や、院長など指導層のリーダーシップが強調されがちではあるが、理念についてくる組織の構成員がなければうまくいかない。

トヨタには強固な経営理念が存在しており、それを全社員が信じて実践しつづけているからこその強さがある。この信頼感こそ、経営層による従業員の尊重から醸成されるものであろう。

このように、経営学の手法も、病院において導入が盛んになっている。

第四章では経済学と違い、人間の非合理性を前提にしている諸学問が医療をどのように分析しているかを眺めた。理念的な部分も多く、経済学の分析より社会や個人の価値観が多く反映されるのが特徴である。今後、これらの学問のますますの応用が求められている。特に、医療現場では哲学に基づいた経営学の応用が必要ではなかろうか。

(注1) 同書では、「序」に公共哲学などの考察もかなりあり、数字だけをみているものではない。なお、同書は国民負担率を四〇～五〇パーセントに抑えたいという日本人が多いと結論している。

(注2) フランスは、例外的に合計特殊出生率が回復した。

(注3) オーストラリアでは民間保険の活用も多く行われている。(丸尾美奈子「オーストラリ

アの医療保障制度について」『日生基礎研ＲＥＰＯＲＴ』二〇〇九年一〇月号、http://www.nli-research.co.jp/report/report/2009/10/repo0910-1.pdf

（注４）社会契約とは、ある国家内における、国家と国民との関係についての理論上の契約をいう。

（注５）当然福祉国家には反対である。

（注６）積極的自由は、自己実現や自己の能力によって規定される概念であり、自己の意志を実現しうる自由に重点を置く。いっぽう、消極的自由は他者の権力に従わない状態、他者の強制的干渉が不在の状態を意味する。

（注７）アリストテレス哲学に基づく、ある集団での「共通善」を重視する中道左派的な考え方。ハーヴァード大学のマイケル・サンデルが代表的な論客で、個人の権利を重視するリベラリズムやリバタリアニズムに対峙しており、この考えに賛同する人がコミュニタリアンである。

（注８）マルクスの議論のように、最初のふたつ（行為と制度）はどちらが上位であるかを規定するのは難しいが、人間存在を上位概念とすることには合意してもらえるのではないかと考える。

（注９）ドイツにもＩＱＷｉＧ（Institut für Qualität und Wirtschaftlichkeit im Gesundheitswesen,〔Institute for Quality and Efficiency in Healthcare〕）、オーストラリアにはＰＢＳ（Pharmaceutical Benefit Scheme）、フランスにはＨＡＳ（Haute Autorité de Santé

〔National Authority for Health〕）という同様の組織がある。

（注10）医療は経営するものではない、という視点から医業経営という用語を使う人もいる。しかしここでは、医業という業すなわちお金に関係する部分以外も含めてマネジメント（経営）するということで医療経営学とする。

（注11）リーンメソッドとは、一九四五年に大野耐一によって体系づけられたトヨタ生産方式（TPS）をベースにした経営方式。医療への適応の詳細は『世界標準のトヨタ流病院経営』（薬事日報社、真野俊樹監訳）に詳しい。

（注12）多能工とは、複数の作業をこなせるようにトレーニングされた人のこと。

第五章　諸外国の医療政策と医療の実態

社会保障と医療の枠組み――アンデルセンの三分類

医療政策を考えるにあたっては、諸外国の制度との比較も重要である。本章では各国の社会保障の仕組み、特徴についてみてみよう。分析にあたってはさまざまな視点による分類があるので、主な分類法をまず紹介しよう。まず、社会民主主義モデル、自由主義モデル、保守主義モデルという三分類である。

すでに第四章で詳細に述べたように、エスピン＝アンデルセンは、社会保障の枠組みを、三つに大きく分類している。すなわちアングロサクソン系の国であるイギリスやアメリカなどにみられる最小限の保障を行うモデル（自由主義モデル）と、北欧諸国にみられる高福祉のモデル（社会民主主義モデル）、それにフランス、ドイツといったヨーロッパ大陸のモデル（保守主義モデル）である。

日本は、社会保険システムによって医療の保障をしているヨーロッパ大陸のモデルに入る。

ただし、すでに述べたように、日本では社会保障制度が戦後急速に整備されたために、税の投入や、公共事業による福祉政策と相まって、純粋な保守主義ではなく、ハイブリッドとでもいうべき変形になっている。

これらの社会保障のフレームワークには、医療について考えるうえでは若干の問題がある。それは、これらの枠組みは社会保障という視点で類型化されており、産業という視点がないことである。社会保障のなかでも医療は経済に占めるボリュームが増大し、技術の要素が大きく、さらに雇用増加の面もあるために産業としての側面をも併せ持っている。そのため、通常の社会保障のフレームワークに収まりきらないという問題があるのである。

なかでも、イギリスとアメリカを同じモデルでとらえている点は医療者にも疑問はあろうと思うので、このあたりについて別の考えをみてみよう。

ＷＨＯによる三分類

アンデルセンによる分類以外にも、たとえば、図５-１に示すようなＷＨＯによる社会保障としての医療の分類もある。この分類では、医療保障としてはイギリスのベヴァリッジ(Beveridge)のモデルはもちろんイギリス型(アンデルセンの分類では自由主義モデル)なのだが、その給付の水準を上げたものとして、スウェーデンなどの北欧をとらえ、ビスマルク(Bismark)が開始したドイツの社会保険型と対峙させている。そして、提供体制として公衆衛生（Prevention Citizen-centred）モデルと治療（Healthcare Hospital and Patient-centred）モデルを対比させている。公衆衛生モデルとは、国が主導して、公的な医療提供体制を中心に行うモデル、治療モデルは民間が中心で、民間が産業的視点を持って医療提供を行うモデルである。また公衆衛生モデルの変形として、生活の改善を中心とするケアモデルがある。ベヴァリッジ型は公衆衛生モデルが強く、ビスマルク型は治療モデルになりがちである。そして、このいずれにも入らない形として、アメリカがあるという三つに分けた分類もあり、医療提供側からの視点で保険などの医療保障を考える医療者にはこのほうがなじみやすいと思われる。

　そこで医療の社会保障としての特殊性を踏まえつつ、医療制度、すなわち保険制度と医療提供体制の国際比較を考えていきたい。

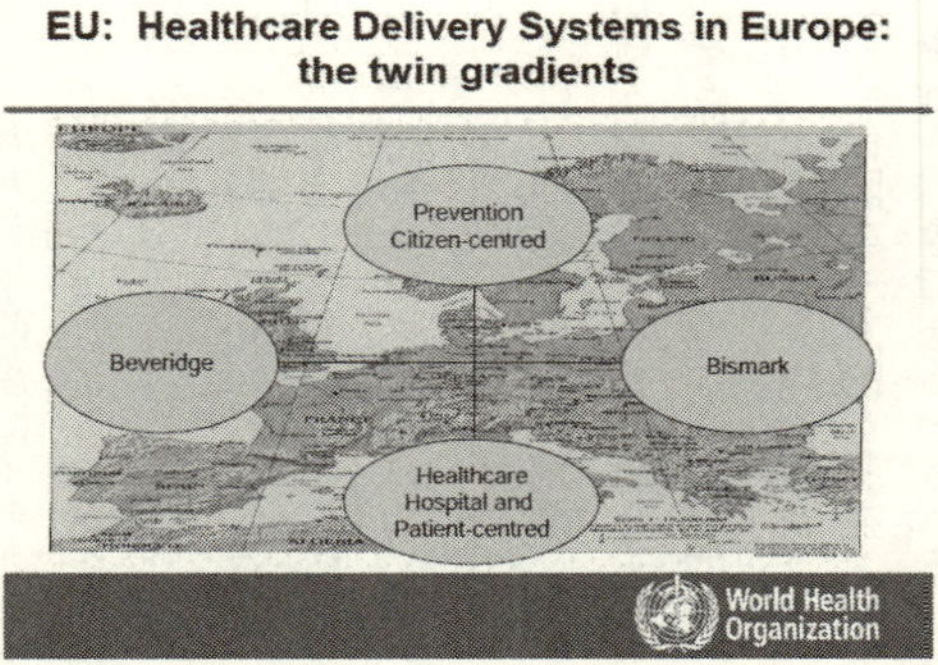

図5－1　WHOによる医療の分類（J.-C. Healy, *Towards A Healthy Society*, 2006）

社会保障におけるパワーバランスの変化と今後

　医療も社会保障のひとつであるので、最初に最近の社会保障に対する各国の考え方の変化をみよう。一九八〇年前後にイギリスではサッチャー首相、アメリカではレーガン大統領、そして日本ではやや遅れて九〇年代に橋本首相が新自由主義的改革を行った。そこでは、「福祉国家の再編」「福祉国家の危機」が脚光を浴び、財政が転換期にあることが強調された。

社会保障については、①従来のパターナリズム、福祉の視点に基づく公正重視の大きな政府の考え方、②新保守主義に代表される小さな政府の考え方、③その中間とでもいうべき社会学者のギデンズの考え方に基づいて、一九九〇年代末からイギリスのブレア首相、ドイツのシュレーダー首相が打ち出した第三の道という三つの方向性がある。(注1)

①は、旧来の福祉国家群、すなわち北欧諸国の考え方だ。保守主義は市場万能主義でかつ伝統を重んじ、多様な考え方に対して厳しいが、②の新保守主義は、市場万能主義をよりいっそう鮮明にしつつ、比較的異端に対して寛容であろうとする立場である。(注2、3)

第三の道についてはは少しわかりにくいかもしれない。この思想は、①と②の中間で、個人が社会保障の一方的な受益者であってはならず、国家は個人の自立を支援するような制度設計を行うべきであるとされる。(注4) 特に、ブレアの第三の道の改革には、すでに触れたコミュニタリアンの考え方も組み入れられている。

今日の先進資本主義諸国では、公的所得再分配のウェイトが、資本主義発展の初期の段階に比べて著しく増大している。これは国民の高負担を招き、活力の低下を招くおそれがあるとして、スウェーデンのような、前述した①のタイプに当てはまる国であっても、基礎年金を廃止したりして、自己責任や自己選択を重視するようになってきている。そこで、これからの大きな流れとしては、社会保障を国まかせにしない、いいかえれば自己責任の方向に向いていると考えられる。その結果、国家が社会保障を直接供給する主体から後退し、民間企業やＮＰＯが参入する条件整備を主たる役割とする支援国家へと変容しつつあるというのが第三の道の方向性である。

その流れのなかで、第三の道の方法論のひとつとして、ワークフェアという概念が起きてきた。

ワークフェアは、welfare to workともいわれ「働くための福祉」と解釈されることが多い。福祉の目標を自活できる状態に置き、就労支援を政府が積極的に行うのが特徴である。

医療保障に関する大まかな動向

つぎに、医療の費用負担（政府からみれば医療保険）の仕組みに注目して各国の動向を説明する。医療保障制度の類型としては、民間保険が中心の自助型、社会保険が中心の互助型、税金が中心の公助型(注5)がある。また、新興国では医療保険の制度ができていない国も多い。

自助型の代表は民間保険が主流のアメリカである。また、その変形に貯蓄型の医療保障制度を持っているシンガポールがある。この貯蓄型の医療制度はアメリカにおいても、民間医療保険の類型として広がってきており、注目に値する。

互助型の代表は、公的医療保険が主流のドイツやフランスといった大陸型（アンデルセンの保守主義型）である。これらの国の医療の仕組みは、国が主導して公的な医療提供体制を中心に行う公衆衛生モデルというより、民間が産業的視点を持って医療提供を行う治療モデルである。

いっぽう、イギリスと北欧は税金で医療がカバーされている。医療に関しては、人口当たりのCTやMRI数も少なく公衆衛生モデル色が濃い。

日本は、公的医療保険と税の混合で行っており、公衆衛生モデルでもあり、治療モデルでもあるといえる。このような仕組みのもとで、世界最高水準の医療を提供してきたといえよう。

新興国は、公的医療保障制度が成立したタイや韓国のような国と、いまだ成立していないインド、これから成立させようとしている国である中国やインドネシアといったように類型化される。財源は、タイや韓国などは公的医療保険と税の混合である。

これらの新興国の際立った特徴は、医療を産業として強く位置づけている点である。これは特に最近話題になっているメディカルツーリズム（医療観光）に対する姿勢で明示的に示される。

なお、財務面での重荷はすべての国に共通していることがポイントである。

支払い方式による分類

医療提供制度について、医療機関への支払い方式から分類してみよう。大きく分けて予算制と出来高払い制のふたつがある。予算制は、原則的に予算内で医療を行い、税金で医療保障を行っているイギリスや北欧においてとられている。予算制とは別に、行った医療行為に対して医療費が償還される出来高払い制は、日本やアメリカのような国々でとられている方法である。

予算制と出来高払い制には、事前に医療費を決めることができるか否か、という思想の違いがある。

予算制の場合、普通は厳密に管理されて、予算からの超過は許されない。いいかえれば、医療も管理の対象であるという公衆衛生モデルの発想につながる。

いっぽうの出来高払い制は、国家資格職である医療職が必要性を認めれば、支払いが正当化されるというモデルであるから、費用が前もって予想できない。

最近の傾向としては、医療に対しては予算で厳密に管理することが難しい、と考える方向と、逆に医師などの医療職が必要だといったからといって何でも支払ってよいというわけではない、というふたつの方向がある。前者は、税で医療保障を行っていた国の考え方で、アンデルセンの分類で行けば社会民主主義の国であり、後者は医療保障を保険で行っている保守主義の国である。

このふたつの支払い方式が、「包括の出来高払い制」という方向性で収斂しつつある。予算制の支払い方式は、生活習慣病のような、ある意味で患者の意思によって治療の方向性が変わる病気が増えてきたり、がんでも緩和医療のような、これまた患者の選択で行われる医療が増えてきて、患者の動きのコントロールが難しくなってきたため、維持が難しくなってきている。出来高払い制もまた、財源の制約によって、同様に維持が困難となっている。出来高払い制は、患者の希望に柔軟に対応できるのだが、無限にまで広がった患者の意思をすべて組み入れることは、財政がそれを許さないのである。

そのため、「包括出来高払い制」が生まれた。一入院（DRG／PPSなど）あるいは入院一日（DPC／PDPS）当たり定額の医療費を支払うという方式である。包括出来高払い制は、医療の質を落とさず、医療費の膨張を抑えることを目指して導入されている。ただ、そのために、日本では、無理に退院させられた、といった不満が聞かれるようになった。

自由主義の国の医療政策

ここからは、医療制度の状況について国際比較を考えてみたい。

最初に、自由主義の代表国のイギリスとアメリカを挙げよう。

実は、イギリスというのは医療に関してはわかりにくい国である。イギリスにはNHS（国民保健サービス）という公的な医療組織があり、医療の保障を行っているいっぽうで、この組織を民営化すること、あるいは給付の範囲を厳密にして、効率的な医療を目指そうとしているからである。たとえば、薬剤の使用について効率性を徹底するために費用対効果分析を行うことがその表れである。つまり、医療においては決して高い給付とはいえないのである。

この背景を考えるために、まずヨーロッパにおける社会保障の歴史をみてみよう。イギリスになぜ社会保障が始まったのか、そしてそれがどのように変容していったのかを探ることから始めてみよう。

イギリスにおける福祉思想の歴史

十九世紀には、国の役割というものはきわめて限定されていた。これは、ヨーロッパの国々の歴史が、王権からの脱却の歴史であり、王権イコール国家であったから、国民が国に対して権力を持たせることを嫌っていたという歴史が背景にある。このころは、国の役割はペスト対策のような公衆衛生や貧しい人への援助くらいであった。

十五世紀中ごろから十七世紀中ごろまでの大航海時代に世界貿易は発展し、商業の一大変革が起き、さらにイギリスでは世界に先駆け十八世紀後半から十九世紀前半にかけて産業革命が起きる。農民たちは、都市へ流れ込み無産者（貧民）となった。農村での共同体が崩壊し、都市の時代になったのである。

イギリスの救貧法は、一五七二年、これまでの救貧施策をまとめて、家族による支援が得られない貧困者を救済するために制定されたものであり、一六〇一年に改正された。このいわゆるエリザベス救貧法（Poor Low）により救貧行政は国家の管轄となった。しかし、これはあくまで慈愛の心からとされたし、いっぽうでは、救貧事業を進めると怠けて仕事をしないのではないかというモラルハザードへの懸念もあり、貧民には強制労働が課されたりしたこともある。

その後、救貧法は一八三四年のいわゆる新救貧法となり、現在の公的扶助の原形となった。救済の範囲は制限され、失業手当を含む恩恵的な性格の救済と就労促進の二面を持つ生活保護（扶助）法へと変化していった。

この公的扶助制度（救貧法）と後述する社会保険を起源とし、イギリス以外のドイツやフランスなど各国も国民の生活を保障する制度を発達させていった。なかでも十九世紀後半のドイツではビスマルクのもとで、社会福祉を充実させていったが、それらは第二章ですでに説明した通りである。

ベヴァリッジ報告とイギリス医療

イギリスでも、ビスマルクの社会保険制度の政策の影響を受けて改革が行われた。一九一一年にアスキス内閣のロイド・ジョージ蔵相が作った国民保険法がそれである。この保険は医療保険と失業保険からなる。これで、福祉の対象は、救貧法の対象である貧民から労働者階級まで拡大されたことになる。

当時から、貧しい人への扶助の重要性は指摘されていたが、現代と同じように、モラルハザードの問題も指摘されていた。すなわち過剰な社会保障が労働意欲をそぐということである。医療に限定して考えた場合でも、たとえば、医師に診断書を書いてもらうことで、ずる休みをしたり医療保険金をもらったりする人が今の日本にも存在する。イギリスでは、救貧法に始まる歴史を持つだけに当時でもこの問題に関する論議は活発であった。

たとえば、社会主義者として知られるウェッブ夫妻は社会保険の創設に反対した。その理由は、社会保険（ここでは失業保険）というものは失業というものをなくすものではなく、単に失業中の一時救済にすぎない、という批判である。

また、それ以外にも社会保険である以上、雇用主負担があるのだが、このこと自体も企業への過剰な依存を生む、逆に労働強化によって労働者の搾取につながるといった議論がされたようだ。

これらは単なる失業保険の問題にとどまらず、社会保険というものの本質に迫る部分がある論争である。それ以外にもウェッブ夫妻は、強制社会保険制度によるモラルハザードを問題視したようで、このあたりは、社会主義といっても、ウェッブ夫妻の流れをひくイギリス労働党や後述する社会民主主義に近い考え方といっていいだろう。（注6）

こういった論争はあったが、実際に制度面まで考慮に入れた社会保障の本格的な概念の登場は、一九四二年のベヴァリッジ報告であった。

ここでは、橘木俊詔の『安心の社会保障改革』に従ってベヴァリッジ報告の特徴を紹介しておこう。

まず、階層による格差が避けられないそれまでの選別主義とは異なり、普遍主義に基づく社会保障である点が挙げられる。ビスマルクのような労働者主体の職域主義ではなく国民対象の地域主義で、個人単位の保障、つまり普遍主義の保障を考えた。

つぎに、各人が定額を納付し、給付も一律定額とする、定額保険料・定額給付である。したがって失業給付や医療保障などの最低保障に適した制度とされている。国家は最低限の所得保障を行うのみで、ナショナルミニマム(地域や階層を問わず、一定水準の公共サービスを受けられる国民としての最低限の権利。日本においては、日本国憲法第二十五条一項に「すべて国民は、健康で文化的な最低限度の生活を営む権利を有する」とある)以上の保障にはコミットしないことを示している。この思想がイギリスの医療提供においても根底に流れているのである。つまり、普遍主義だが限度を決めるという考え方で、ここがスウェーデンの福祉に対する考え方と大きく違う。

第三に保険料を払えない人、働くことができない人については社会扶助を行うことが挙げられる。これは疾病等によって労働できない人のみならず、引退者や高齢者にも適応されるようになった。

また第四に児童手当の創設が挙げられる。

救貧法からの離脱を最終的に可能にしたものこそ、ベヴァリッジ報告によって提言された社会保険の制度であった。ベヴァリッジは、強制拠出と引き換えに国が国民に与えるこのような給付を国民の「権利」であるとした。この特長を伝える言葉として、「ゆりかごから墓場まで」という言葉が有名だ。しかし、右に述べたようにナショナルミニマム以上の保障には国はコミットしていないわけで、決して手厚い給付があるというわけではなく、そのミニマムの線引きが厳密であったり、費用対効果分析という形で合理的にされているのが現在のイギリスの医療と考えるとわかりやすい。

医療については、一九四六年に、NHS法が制定され、一九四八年に施行された。自助努力を奨励するベヴァリッジモデルの概念は、イギリスの医療システムにもよく表れている。

すなわち、

①医療を必要とするものは誰でも、無料で医療を受けることができる

②そのために国営の医療機関で公務員が医療提供を行う

③患者には、医師を選択する自由がある

④医師にも、患者を選択したり自由診療に従事したりする自由がある

⑤家庭医は、病院サービスと地方自治体保健当局のサービスとの間を結ぶリンクの役割を

果たすものとして、伝統的な医師・患者関係を維持するであるという。

このような概念を基に、プライマリケア重視、かかりつけ医（GP：general practitioner）重視、公衆衛生モデルのイギリスの医療が生まれた。かかりつけ医を通さないと専門医を受診できないのでGP制度は、かかりつけ医の診察を門番にたとえてゲートキーパー制度ともいわれる。この制度は、北欧とイギリスに特徴的といっていい。しかし、がんの患者が診療を受けるために何ヵ月も待ち時間があるとか、かかりつけ医のレベルが低いといった批判が生まれた。思想においてはイギリスの医療は自由主義モデルであるといえよう。しかしサッチャー改革においてもNHSの廃止は行われず部分的な民営化にとどまっている点を考えると、医療に対する思想には社会民主主義的な面があり、わかりにくい点である。

しかし、イギリスは、いっぽうでは自由主義的な変革も大きい。二〇一一年には、労働党政権から自由民主党と保守党の連立政権に交代し、NHSに対する大幅な予算の削減とNHSの仕事をかかりつけ医に大幅に移管し効率化を目指すことになった。

このように、イギリスは二大政党制のなか、財政主導で医療にも大きな変動が起きる体制である。なお、最近の動きとして特記すべきは、産業保健重視の流れ[注7]があることである。キャロル・ブラック[注8]の報告にあるように、「働くことは健康によい」という概念で、今までのイギリスでの産業保健活動が大企業に偏っていたことを問題視し、この政策を普遍化しようとしている。この活動はスウェーデンなどと同じような就業率を高めよう[注9]とする活動としてみることもできるが、保守主義の国のように、企業における福利厚生活動の充実（保険制度も含む）を図っているとも理解できる。国としては公衆衛生モデル、医療費増に対してはきびしい態度である。

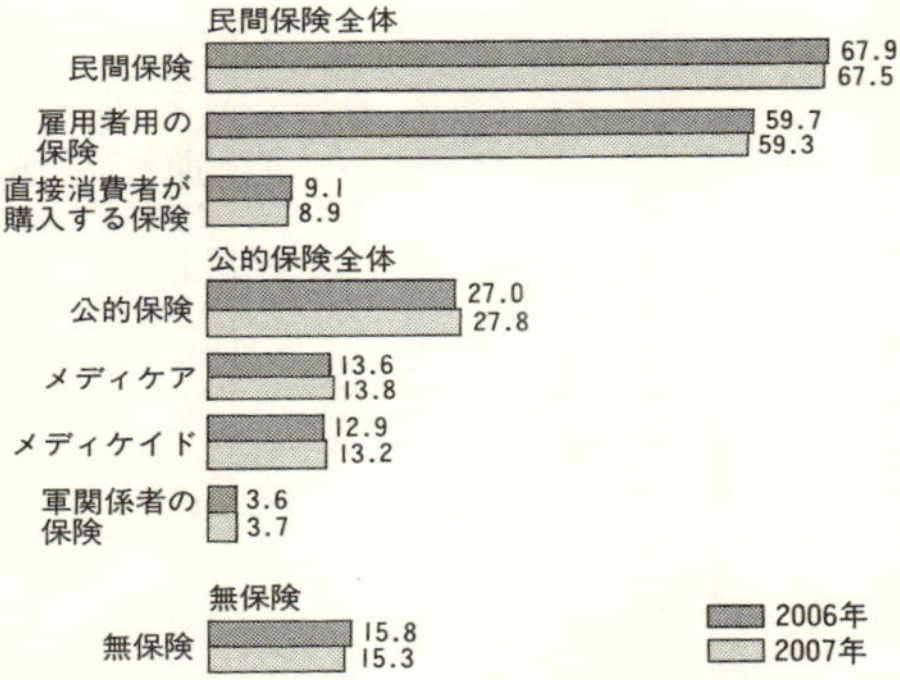

図5‐2　アメリカの医療保険タイプ別加入者シェア（％）（U.S. Census Bureau, *Current Population Survey, 2007 and 2008 Annual Social and Economic Supplements*）

アメリカの医療

アメリカは、イギリスに比べれば、マクロの医療体制は非常にわかりやすい。治療モデルの典型となる。実はミクロな視点では、保険者が多くあったり、州ごとの方向性が違ったりして難解なのだが、社会保障のなかの医療、というマクロの視点ではかなり明快である。

アメリカの医療制度には先進国では唯一といっていい特徴がある、それは、全年齢をカバーする公的な保険制度がなく、それゆえに生産年齢の人は、民間医療保険を購入することになっているという点である（図5‐2）。民間医療保険であるから、個々の消費者のリスクを評価したうえで保険に加入させる。リスクの高い人は加入を拒否される。この点が、四七〇〇万人といわれる無保険者を生んでいる理由でもある。逆によい保険（通常は高額である）を購入している消費者は、よい医師を受診することが可能である。もちろん、六五歳以上の高齢者や日本でいう生活保護受給者、小児には国や州の公的制度がある。

この国の医療に対する価値観は、自由と効率である。銃を所有し携帯する権利が憲法で保障されている国であるから、自由重視はいうまでもない。また、特に大企業が独自に福祉を提供していることが多く、その意味でも個別性が強い社会保障になっている。また、医療政策は、民間が産業的視点を持って医療提供を行う、治療モデルである。

なお、アメリカは世界で最も医療費が高い。州によって異なるが、必ずしも医療費が高い州が医療の質も高いわけではないというデータもある。ではなぜ、医療費が高いのかという点については、情報の非対称性等の問題によって、個別の契約が非効率的になるためである。むしろアメリカ以外の先進国のように、国全体で医療費をコントロールしたほうが結果的に医療費が安くなる。しかし、これは、必ずしもアメリカの医療が悪いということを意味しているわけではない。むしろ、お金がある人には最高の医療を、そうでない人にはそこそこの医療を、という自由の概念からみれば、個別には満足がいくものなのかもしれないからだ。

実際に、オバマ大統領が国民皆保険制度を導入しようとしたさいに、非常に手間取ったが、反対者が非常に多いところに、国として、いや国民としての考え方が見え隠れする。

オバマによる皆保険制度に対して、CBSニュースと『ニューヨーク・タイムズ』が二〇〇九年九月下旬に行った世論調査では、「メディケアのような公的医療保険の導入を支持するか」との問いに対し、回答者の六五パーセントは公的医療保険を支持、「反対する」と答えたのはわずか二六パーセントであった。しかし、同じ時期にNBCニュースと『ウォール・ストリート・ジャーナル』が行った世論調査では、「支持する」と答えたのは四六パーセントで、「支持しない」と答えた回答者の割合の方が四八パーセントと多かった。これは国民の間でも、公的医療保険に対する考え方にばらつきがあることを意味している。

「国民皆保険は、社会主義者（socialist）のいうことだ」

「政府が価格を決めるのではなく、個々の交渉で行うべきだ」

このふたつの言葉は、ともに政府関係者や公的な色彩の強い業界団体の関係者の口から、筆者が直接聞いた言葉である。

前者は、皆保険制度についてのきわめて典型的なアメリカ人の表現であろう。このときはまだブッシュ政権下であり、この政府関係者は共和党的な人物だったのかもしれない。

後者は、オバマの民主党政権になってからの言葉である。このトーンには、思想的なものと現実的なもののふたつが見え隠れする。ひとつは、民主党政権下とはいえ、多くのアメリカ人には政府の介入を嫌う意識が強いことである。この個別交渉がすべてというニュアンスは、オーストリア人ではあるが、シカゴ学派につながる思想を持つ経済学者ハイエクが、個別市場での競争や交渉、あるいは知識伝播《でんぱ》を重視したことに通じる。また、新古典派総合を唱えた経済学者のサミュエルソンなども個人の選択を最重要視した。政府からの介入を嫌うアメリカ人の真骨頂であろう。

いっぽう、政府からの介入を嫌う現実的な側面としては、公的な組織であるメディケアやメディケイドからの支払い審査が厳しいという面があろう。すなわち、民間保険会社であれば交渉の余地はあるが、政府ではそれがないということである。

保守主義の国の医療政策

産業政策あるいは国家の安寧のために社会保険を導入した国々、保守主義の国の医療政策はどうであろうか。ヨーロッパ大陸では、産業革命を経て、労働者階級が形成されると、自治組織が各産業レベルで発達し共済制度に組織化されていった。ここが、この保守主義モデルの特異な点である。その後、各共済制度が統合され、社会保険の形で公的保険となっていく。

また、そもそも適切な治療法がない時代には、医療費はさほど高額ではなく、保険はむしろ疾病により就労できないための所得保障の色合いが濃かった。また慢性疾患も多くなかったので、所得保障にかかる費用もあまり多くはなかった。

ミシェル・アルベールは、冷戦終結前には対社会主義との対比でのみみられていたために目立たなかった資本主義内の差に注目し、『資本主義対資本主義』において、資本主義を分類した。彼はそのなかで、ライン川に沿ったヨーロッパ諸国に典型的にみられるような資本主義をライン型資本主義と名づけ、政府主導、結果の平等、雇用の安定、福祉などに重心を置いている資本主義であるとした。日本の資本主義もそれらの国々と多くの共通項を持っているため、ライン型に属するという。

いっぽう、アングロサクソン型と名づけられた資本主義は、政府より市場を重視、結果の平等より機会の平等、雇用の安定より株主の利益を優先させるような資本主義であり、典型例はアメリカで、イギリスの資本主義もこれに準じているという。

さらに、アルベールは保険についても対比を行っている。

『資本主義対資本主義』から引用すれば、

「保険の最古のものは、アルプスの山々の村人たちが、十六世紀に相互救援の会社を組織した時に始まる。このアルプスの伝統的組織から保険、共済の共同機関が派生した。ギルド、同業組合、職業組合、相互扶助運動等である。このアルプス型のやり方は、危険をみなで分かち合う方法である。各人が、リスクの生じる確率とは関係のない料金を負担する。つまり連帯観念があるのであり、それは、社会の内部へ再分配の形で移転する。このシステムはそれが生まれた土地に残った。スイス、ドイツ等である。それと、同じ感受性を持つ国々。例えば日本にも存在する。
もう一つの保険の起源は海のものである。ベニスの船の船荷に賭けられた、冒険的な貸し付け金である。それがその後ロンドンで発展した。形式としての特徴は、ロンドンの酒場ロイドで形成され、それは、イギリス船の紅茶の積荷に当てられるものだった。この系統はアルプス型とは異なる。安全よりも投機的で、競争力のあるリスク管理に関心を払っていた。再配分や連帯はここでは問題にされない。ただ各人のリスクの確率を正しく見積もることに徹する。

これら二つの保険形態は、現代の社会の選択そのものに結びつく。アルペンのシステムでは、保険は、連帯組織の形態の一つである。『海運型』では、料金の高い契約によって連帯性は弱められる。その料金が非常に細分化されているからでもある。一方では社会の結びつきは否定され、他方では肯定されるのである」

という。アングロサクソン型では、社会保障たる保険制度が生まれにくく、逆にいえば、イギリスではその補完のために税での社会保障が生まれたという見方も可能である。また保守主義の国は治療モデルをとるが、公衆衛生にも関心が低いわけではない。

いっぽう、ヨーロッパ大陸では、医師については早くから、同業組合ができていた。それは、当初は医師と患者の間で支払いも含めてすべてが完結していたところに、第三者である保険者が介入することになったからで、保険者への対抗策であった。近代でいえば、アメリカでマネジドケア(注10)に対抗して、医師あるいは病院が共同で交渉を行うことと類似であるが、このころのヨーロッパではそれが医師会として、国で唯一の組織として統一されていった。現在でもヨーロッパの国の医師会には医師が全員加入することが多い。

ドイツの医療

世界で最初の社会保険は一八八三年に当時後進国であったドイツで誕生した。自治的互助制度として、各地域に乱立していた疾病金庫（共済）を基盤とした労働組合が形成され、社会主義革命運動の脅威が出現したため、ビスマルクは一八七八年に社会主義者鎮圧法を制定し弾圧を行った。その後、いわゆる「アメとムチ」のアメとして、弱体化した疾病金庫にかわり、一八八三年に疾病保険、一八八四年に労災保険、一八八九年に従業員年金法案が成立した。ビスマルクが保険制度を作った目的のひとつが、社会不安、暴動の防止であったことを考えれば、ドイツの社会保険が労働者保護に基づいた職域主義、世帯単位の給付、所得比例制度に準じた納付・給付であることがうなずける。目的は救済ではなくあくまで治安維持にあったという見方である。(注11)

労働主体の喪失による所得を保障する考え方が強く、世帯単位の給付方式をとることで家族制度の伝統の維持を図っている。また、国家の責任による福祉を考え、官僚主導で、かつ伝統的な階層があるドイツは、その意味で保守主義の代表といわれる。

その後の変革

松本勝明(注12)は、一九七〇年以降のドイツの医療制度改革の動向を、大きく三つの時期に区分して考える。ひとつ目が一九七〇年からの拡張期、ふたつ目が一九七七年からの費用抑制期、三つ目が一九八九年からの構造改革期である。

実は、時期は異なるが、この流れは第二章でみてきた日本の動きに類似している。

ドイツでは、拡張期には医療保険における被保険者の範囲拡大、保険給付の大幅な拡充が行われた。その後、抑制期の一九七七年には医療保険費用抑制法が制定された。さらに、一九八九年に医療保障改革法が施行され、これを皮切りとして、構造改革のための立法が続いた。

このような状況になってからの代表的な変化では、一九九二年の医療保障構造法により、保険医の数が基準を上回った場合には、新規の開業が認められないことになった。また、六八歳に達すると保険医資格を喪失する定年制も設けられた。

最近のドイツの動き

一般にはイギリスのような二大政党制のほうが、その主義主張、たとえば右か左かといった点で政治のぶれが大きく、国民が翻弄《ほんろう》されやすいはずである。

ドイツは、もちろん二大政党制ではない。しかし、医療が争点になると、まさに現在の日本のように、ぶれが目立つ。もちろん、きわめて大きな流れとしては他のEU諸国や最近のアメリカ、日本のように、社会保障を効率化し、充実させるいっぽうで経済の競争力を高めようとする方向である。具体的には国民皆保険への動き、効率化に向けての医療制度改革、企業の負担の軽減、といった点についてはぶれがないが、各論たとえば医療の民営化や保険者機能の強化については混乱がある。

ドイツ社会民主党（SPD）は、一八七五年成立のドイツ社会主義労働者党を前身とする中道左派の政党である。現在ではマルクス主義と異なり階級闘争によって社会問題を解決するという思想を否定し、国家の干渉によって社会主義的要求の一部を実現しようとするものである。

いっぽう、中道右派のキリスト教民主同盟（CDU）は一九四五年に結成されたドイツ連邦共和国の政党である。連邦議会では、バイエルン州のみを地盤とするキリスト教社会同盟（CSU）とともに統一会派（CDU・CSU）を形成している。

このような状況下で、保険医の診療費抑制策としては、診療報酬の予算制が導入された。保険担当機関である疾病金庫と保険医の団体である保険医協会は、契約を結んで診療報酬総額を取り決める。個々の保険医には、この総額の範囲内で診療報酬が配分されることになった。

さらに、二〇〇三年制定の公的医療保険近代化法によって外来診療に診察料が導入された。それまではドイツでは外来診療は無料であったが、一八歳以上の被保険者について、四半期ごとに初回の診察時には診察料を徴収することになったのである。

歴史的にドイツでは一党が議席の過半数を獲得するのは難しく、これまではキリスト教民主同盟・キリスト教社会同盟とドイツ社会民主党の二大政党のどちらかを中心とした連立政権が国政を担ってきた。キリスト教民主同盟・キリスト教社会同盟は自由民主党（FDP）と、ドイツ社会民主党は九〇年連合や緑の党とのように、それぞれ政治的立場が近い政党をパートナーとすることが多かった。しかし、二〇〇五年の選挙は、従来の政党の組み合わせでは連立が成立せず、大連立になった。すなわち、二〇〇五年七月、メルケル政権はキリスト教民主同盟・キリスト教社会同盟とドイツ社会民主党との保革「大連立」の上に成立したのである。ついで、キリスト教民主同盟・キリスト教社会同盟は二〇〇九年九月二十七日の総選挙で議席を伸ばし、自由民主党との中道右派連立による第二次メルケル政権を発足させたのである。

このキリスト教民主同盟・キリスト教社会同盟と自由民主党の連立政権において、日本の厚生労働省にあたる保健省の大臣であるレスターが、新自由主義的な方向を打ち出した。また、キリスト教社会同盟は前政権の医療政策を激しく批判している。医療基金が創設され、保険に対して基金ができたために税金の投入が行われるようになったのだが、キリスト教社会同盟はキリスト教民主同盟と一緒に賛成しながらこれを批判しはじめ、後述する人頭制の保険料を連立協約で一緒に決めておきながら反対している。キリスト教社会同盟は豊かなバイエルンの州民や医師たちのために独自路線を行く、という方針だという。

さて、新自由主義的な方向は、具体的には、保険制度の思想の変化である。

そもそも、ビスマルク以来、福祉政策自体が労働者階級に対する対策であったという側面がある。しかし、時が流れ、福祉政策の思想には、社会的な再分配の考え方が強くなった。すなわち、全国民に保険の加入を義務づけ、保険料を累進的にすることによって、たとえば医療保険であれば医療サービスを提供するという保険本来の目的以外に、豊かな層から貧しい層への富の再分配機能を持たせるようになったのである。これは社会保険料が個々人のリスクとは無関係に設定されている点からも裏付けられる。この機能は、税金において最も強いわけであるが、制度設計によっては必ずしもそうではなく、イギリスでは新自由主義の旗手であったサッチャーが、人頭税という、人であればみな同額の税金（貧しい人への配慮はあったが）という考え方を打ち出して、物議をかもし、結局サッチャー退陣のきっかけのひとつになったことが知られている。

「官僚主義的規定に替わって国民と政府との信頼を必要としている」、という連立政権の方向に乗って、ドイツにおいても、レスターが、人頭保険料という考え方を打ち出した。すなわち、社会保険の再分配機能を排除しフラットな保険料率にする。いっぽうでは保険者機能の維持のために疾病金庫が赤字にならないような保険料構造にし、さらに企業の負担を減らす。そして保険料を支払えない人には、税金から補塡《ほてん》をするというものである。これは、きわめて自由主義的な改革であるが、いっぽうでは、税金における再分配機能を高めるという意味では、まさに「第三の道」的な改革ともいえる。たとえば、社会保険と税というふたつの機能をわかりやすくするために、サービスの保障と再分配の機能を分けたという見方もできよう。

この案は、過激すぎる、ビスマルク以来の社会保険制度の解体であるといった批判を受け、全面導入は見送られ、現在一部において導入が試行されている状況である。

この動きは、旧来のドイツの社会保障思想との統一性を欠くようにもみえるし、一貫しているのは企業に対する負担を減らすという面と、資産課税の面だけであるようにもみえる。いずれにせよ、ドイツの動きは注視すべきであろう。

フランスの医療

ドイツに比べると、フランスの医療制度は政権交代によるぶれは少ないといわれる。

フランスの医療保険制度は、日本と同じ公的な皆保険制度をとっていて、古くから発達した職域単位の共済組合制度を基盤としていた。それが第二次世界大戦後に新しい社会保障制度として社会保険方式の医療保険制度となった。ただ、こうした経緯から、日本同様に職業によりさまざまな給付が並列する複雑な体系となっている。さらに、国レベル、地方レベル、県レベルという行政レベルごとに独立に疾病金庫ができており、おのおので役割分担がなされている。

さらに、フランスの医療保険の特徴のひとつは、互助の制度である共済保険の発達である。すなわち、ヨーロッパの諸国にしては相対的に高い三割という自己負担率を補うために、自己負担の部分に対する共済保険制度が発達している。この共済保険制度は労働協約によって決められるので、制度間や職域での差がみられる。この部分は純粋な民間保険でもかまわない。

しかしいずれにせよ、保険診療が中心の場合には国民はほとんど自己負担なく医療を受けることができる。

シラク政権の首相であったアラン・ジュペによって一九九五年に提出された社会保障改革案、いわゆるジュペ・プランでは、ONDAM（Objectif National des Dépenses d'Assurance Maladie）といわれる国会の議決による病院、開業医等の医療費の目標設定制度が導入された。これによって、事前に医療費が決定されることになった。また、地方病院庁（ARH）による医療費の管理も行われるようになった。

さらに、一般社会税（CSG）を医療保険の財源に利用するようになった。これが社会保険の租税代替化である。この変化には、社会保険の財源の問題があるといわれる。すなわち、

CSGは資産や年金などに対しても課税が可能なために、社会保険に比べれば財源が確保しやすい。しかし、これは低所得者、高齢者など保険対象外の人へも負担を求めるものであり、フランスにおける社会保険の意味の大きな変容であったといわれる。ドイツでも同様の傾向がみられるが、国際競争力の観点から雇用者の支払う社会保険料を下げることも目的になっている。

なお、CSGは一九九一年に家族手当の財源として創設されたもので、徐々に税率が引き上げられている社会保障目的税である。一九九八年にも医療支出財源に充当するため税率を引き上げており、現在、所得の七・五パーセントとなっている。

なお、逆に、被用者が支払う医療保険料はきわめて低くなっている。医療保険料の比率は二〇〇九年では、被用者は所得の〇・七五パーセント、雇用者は一二・八パーセントである。

ジュペ・プランはその後、

・医師の処方した薬剤について、薬剤師がジェネリック薬に変えることを可能とする

・地方病院庁の管轄を私的病院に拡大する

などの改革が行われ、二〇〇〇年には、普遍的疾病給付法（CMU：La Couverture Maladie Universelle）が実施され、厳密な意味での国民皆保険制度になった。（注13）

改革の動きの特色とされるのは、二〇〇四年の改革に典型的であるが、単に予算上限を設けるだけではなく、疾病金庫のガバナンスの徹底などの需要側の改革があわせて行われてい

る点である。モデルとしては、公衆衛生を無視しているわけではないが、民間が産業的視点を持って医療提供を行う治療モデルである。

このように、フランス、ドイツでは医療保険に対して税金の投入を行い、イギリスにおいては企業における産業保健の重視という、一見相反する動きがみられる点は興味深い。

社会民主主義の国の医療政策

社会民主主義とは、先進資本主義経済において、労働者を組織することによって利益の増進を求める改良主義者の主張を基盤とした、政治運動、イデオロギー、およびその実践をいう。

北欧諸国がそれにあたるとアンデルセンはいう。代表例としてスウェーデンを考えてみよう。ベヴァリッジ型から社会保障の国家負担を発展させた国家にみられる、均一な給付を高い水準まで引き上げ、最も高い水準での平等を追求する代表的な国家がスウェーデンである。スウェーデンを高福祉高負担の国と考えることには、経済学あるいは社会保障の学者において異論はない。

たとえばCTやMRIの総数は、日本やアメリカよりかなり少ないが、人口当たりのMRI数はイギリスの約二倍で、CTは約三倍である。また、医療費の対GDP比は、二〇〇一年が九・〇パーセント、二〇〇八年には九・四パーセントと、最近数年間でさほど大きな上昇はない。現在の与党である中道右派の穏健党が政権についていた一九九二年には、入院患者の退院後のケアの管轄を県から市に変更したことに代表される改革（エーデル改革）が行われた。エーデル改革以来、急性期の病床は削減されており、イギリスとほぼ同数でOECD諸国でも最低レベル、薬剤費用の対GDP比率はイギリスの半分という少なさである。ここに医療より介護（福祉）を重視するというスウェーデンの医療に対する考え方があるようにみえる。そして、国民の医療や福祉制度に対する高い信頼と相まって、不満が少ない制度が維持されてきた。

スウェーデンにおいては、九〇年代に政府組織の一部が民営化されたが、このときは、株式会社のほうが効率的であるという理由からで、株式会社化が目的の民営化だったといいかえてもよいかもしれない。これに対して、二〇〇〇年代のスウェーデンに起きた民営化論は、むしろ消費者の選択範囲を広げることが重要という論点に移っている。その意味では社会民主党ではなく穏健党を中心にした中道右派が政権を担ったためかもしれない。

スウェーデンにおける医療政策の変化のポイントは、経済学と医療経済学の視点から明らかになる。

まず経済学の視点からみてみよう。『現代の経済学』（根井雅弘）によれば、経済学者のハイエクは、全体主義に自由主義、民主主義に権威主義を対比する。前者は政府の大きさ、後者は誰が政府を主導するのかを対比軸としている。

その意味では、通常は民主主義と自由主義、全体主義と権威主義的政府の親和性が高いのだが、スウェーデンは全体主義で民主主義の国、逆に中国は権威主義的政府でありながら自由主義を推進している点で特異といえる。現在のスウェーデンの穏健党を中心とした政権は、この全体主義すなわち大きな政府のところに少しずつメスを入れようとしている。

また、医療経済学の視点からは、コスト、質、アクセスという、医療経済において同時に満たすことができない三つの点が重要である。スウェーデンでは、コストは国が負担しており自己負担は安い。質については、特に悪いわけでもない。問題はアクセスである。

これまで、スウェーデンでは日本のようにすぐに医師を受診することはなかった。原則的に最初に看護師による電話トリアージ（患者の容態による受診の可否や受診施設の振り分け）があり、軽い病気と考えられれば予約で何日か待つことになる。救急の場合、予約をせずに地域医療センターを受診することもできるが、この場合も何時間も待たされることがある。

このように高福祉国であるスウェーデンでも「治療モデル」においては必ずしも理想的でないことがわかる。いっぽうで、ケアモデルが生活に密着したものと考えればその代表と考えていいであろう。社会全体でのＱＯＬ（生活の質）概念を中心としたケアモデルのなかでは、治療中心の医療システムはサブ的なシステムとなるからだ。無理に治療を行わず、ＱＯＬを高めるためにケアすることを中心に置いているのである。その点では、スウェーデンのモデルはかなり進んでいるといってもいい。

しかし、近年では待たずに診察を受けたいとか、風邪のように軽い疾患でも医師を受診したいというニーズが徐々に生まれてきている。民営化の流れと相まって、株式会社を含め民間クリニックも数多く生まれてきており、民間医療保険の加入者も増えてきている。民間医療保険に入っている患者は、すぐに受診することが可能である。だから民間のクリニックは、質を高めて公的機関ができない最先端医療を行って患者を獲得しようというのではなく、いつでも受診できるというアクセスでの優位性を前面に打ち出して競争している。

スウェーデンの税による医療保障は頑健な制度であるが、こういった民間保険購入者が税を支払いたくないといった流れがもし起きてくれば、スウェーデンの医療制度に大きなひびが入ることになるかもしれない。モデルとしては公衆衛生モデルだが、医療より介護や生活に重きをおいたケアモデルといえるかもしれない。

新興国の医療政策

ここまで、欧米の医療制度の特徴を紹介してきたが、近年では、アジアを中心とする経済成長の著しい新興国でも医療需要が増大している。長い歴史があるヨーロッパ諸国に比べると、新興国の医療制度は近年になってその必要性が増したために、慢性疾患による高額な医療に当初から対応を迫られている。

そのために、新興国では財政基盤が脆弱《ぜいじゃく》ななか、医療を産業と位置づけて振興に努めている国もあることから、先進国の福祉国家論とは異なる枠組みでの論考が必要である。一人当たりのGDPで比較してみると、新興国では経済状況が医療体制に影響を及ぼしているのがわかる。すなわち貧しい国では医療保障の充実にお金がまわらないのである。

新興国での医療の必要性も高くなっており、たとえば二〇〇六年、インドで糖尿病と診断された患者は三八〇〇万人を超え、アメリカを抜いて、世界一位になった。貧困のため病院に行けない患者も多い。世界糖尿病財団は、二〇三〇年にはインドの糖尿病患者は八〇〇〇万に達すると予測している。こういった変化にどう対応するのかが問われる時代である。モデルとしては、民間が産業的視点を持って医療提供を行う治療モデルが中心になっているが、そもそもモデルで分析する以前の段階に留《とど》まっている国も多い。

シンガポールの医療

近年では、一人当たりのGDPが日本を上回っているこの国は、民間が産業的視点を持って医療提供を行う治療モデルが中心であったが、最近では国主導の公的な医療提供体制を中心とする公衆衛生モデルも意識している。

つい最近まで、この国の医療保障は入院のみであった。これは公衆衛生モデル以前に治療モデルであったことを示すであろう。

この国の医療費の少なさの原因には、ひとつにはまだ高齢化が進んでいない、若い国であ

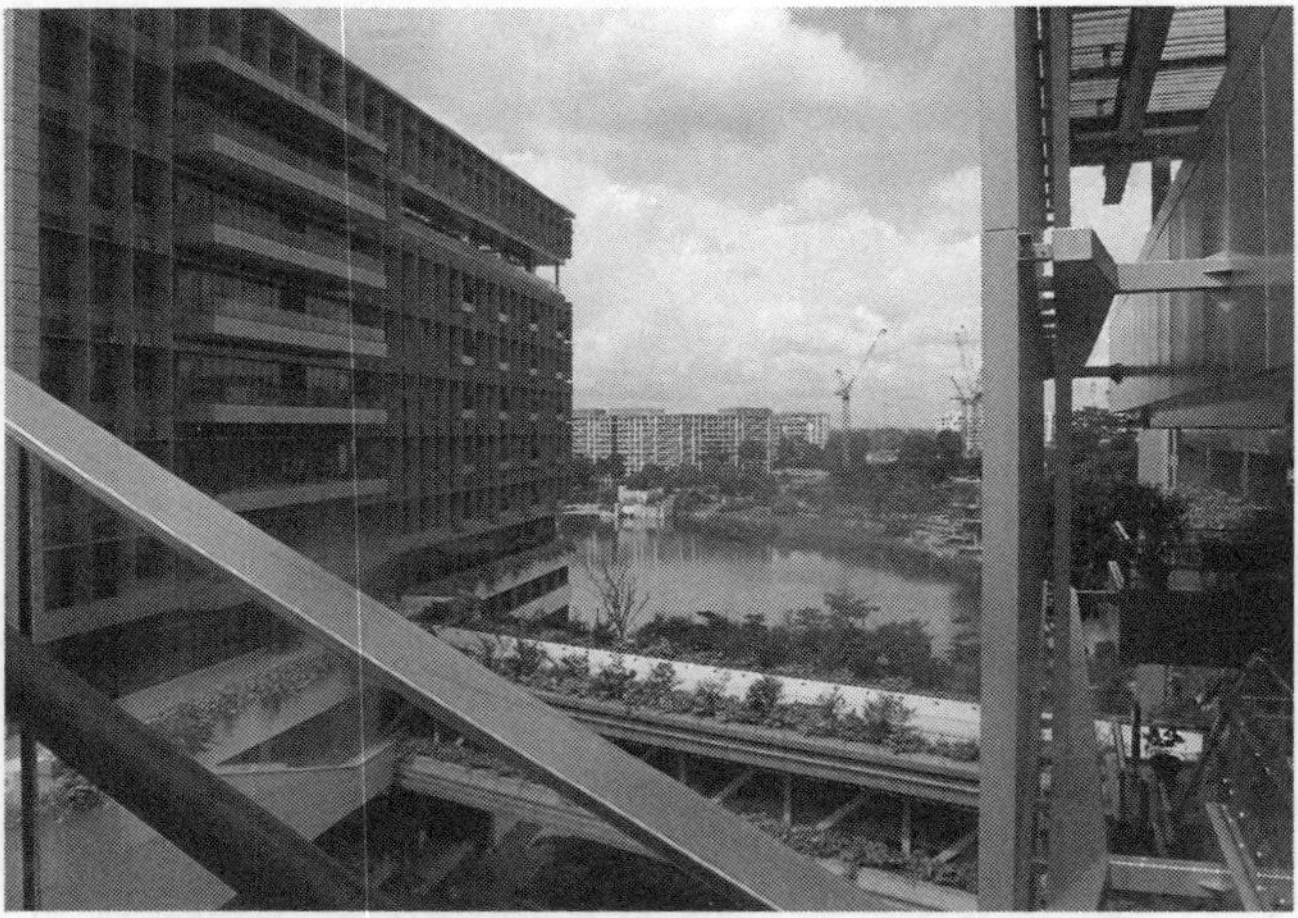

写真５－１　シンガポールの政府系病院であるKoo Teck Puat病院（筆者撮影）

るということが挙げられる。さらに、医療費は基本的に個人負担となっており、政府は基礎的な医療にしか責任を持たないことも理由である。個人による貯蓄を個人が利用するシステムを政府が管掌している点で、社会保険の枠組みで個人から徴収し資金を公的に配分する日本の医療保険システムと大きく異なっている。一般的な医療をあくまで個人の責任範囲と位置づけているのだ。以前は、外来診療でさえも、自己負担であった。現在では一部の外来診療は医療保障がカバーするようになった。

日本においては、公的保障の観点から医療コストに対する意識が薄く、医療費抑制が働きにくい側面があるが、シンガポールでは個人の積み立てによる金を個

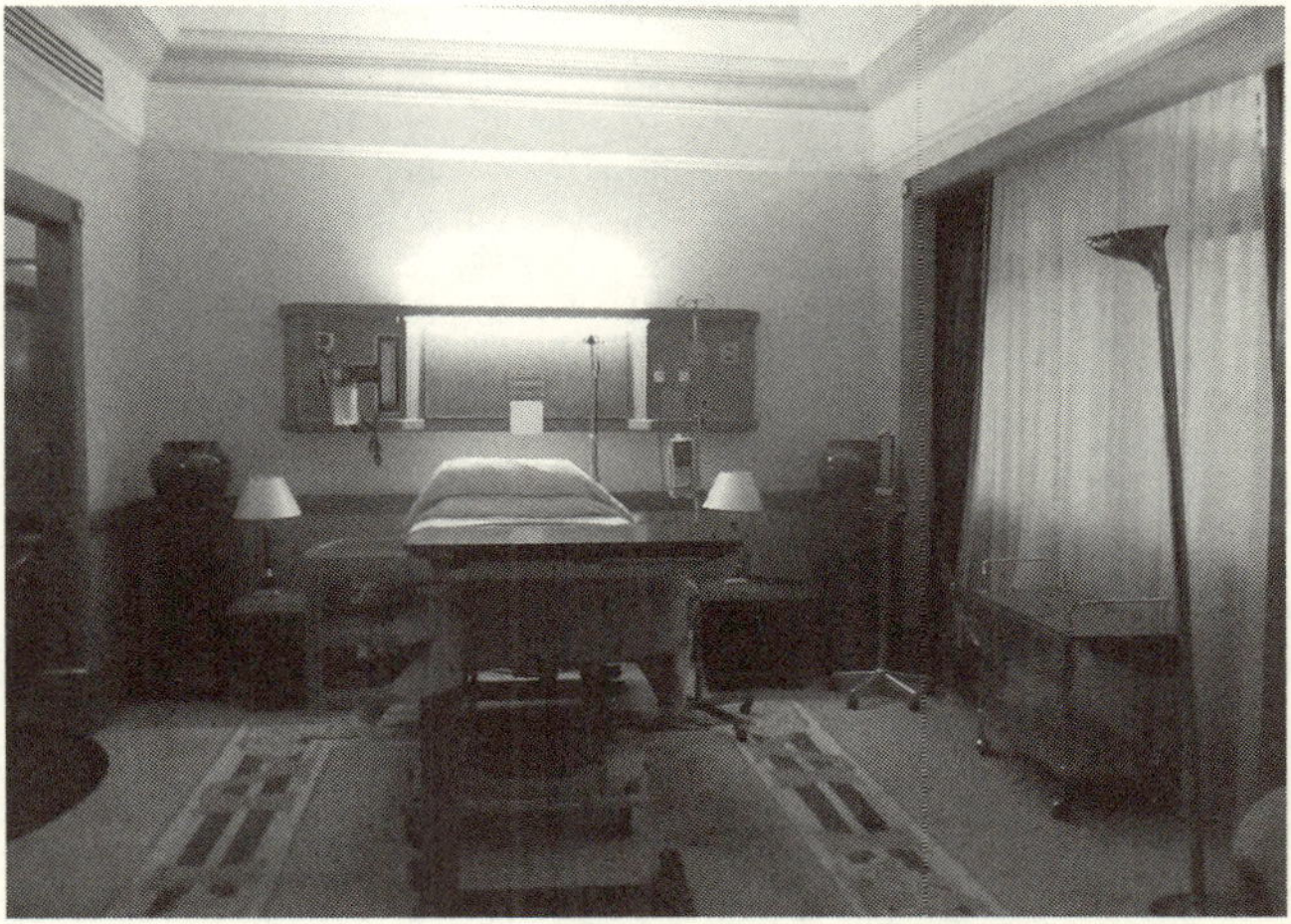

写真5・2　シンガポールの株式会社病院であるマウントエリザベス病院の最高級特別室（筆者撮影）

人が利用するので、支払う医療費や医療サービスの質でシビアに医療機関を選択する傾向があるように思われる。しかし、いっぽうではこれは、貧富の差によって受けられる医療が異なる格差医療につながりかねない。

医療制度の視点で最も大きな日本との違いが、医療保険制度の有無であるとすれば、病院経営における最も大きな違いは、民間の株式会社病院の位置づけである。

シンガポールの病院は、大きく分けて政府系の病院と民間の株式会社病院に分けられる。そして、主に国内の富裕層、外国人、メディカルツーリズム（注14）を行う株式会社病院と、国内の患者を中心にする民営化された政府系病院という構図ができあがっている。政府系の医療機関には、ポリクリニックと呼ばれる診療所（基本的にかかりつけ医のクリニック）、SGH（シンガポール・ジェネラル・ホスピタル）やNUH（シンガポール大学病院）、アレキサンドリア病院といった総合病院、KKH（KKウィメンズ・アンド・チルドレンズ・ホスピタル）など専門の医療センターがある。しかしながら、これらの病院も効率化の視点で民営化（完全な民営化ではなく日本でいう独立行政法人に近い）が進んでいる。

なお、最近では高齢化に伴う亜急性期対応として、シンガポール全体を五つの地域に分けて、急性期の患者を受け入れる基幹病院から、亜急性期の患者を受け入れる病院や、ポリクリニックまでシームレスな連携関係の構築を目標にしている。

私立病院と政府系病院の数はほぼ同数で、私立病院は株式会社によって経営されている。そのうち最大のものは、シンガポール証券取引所に上場されているパークウェイヘルスケアグループである。株式会社病院は、シンガポールの病院医療の二〇パーセントを占め、海外からの患者も積極的に受け入れている点が特徴である。

また、医師不足も起きているが、国際感覚に優れた国柄なので、海外から有名医師あるいは医療機関を招いて、レベルアップに努めている。たとえば、シンガポール北部にある一〇〇〇床のタントクセン病院内には、アメリカのジョンズ・ホプキンス大学医学部のセンターが共同事業で設置されている。医療費はアメリカの水準なので、こういった医療を受けるには一般病院よりは高い医療費が必要になる。シンガポールの場合には、政府系病院でも病院間で値段が異なっている。

最近、パークウェイヘルスケアグループの経営権がマレーシアの政府系ファンドに移るということが起きた(注15)。パークウェイヘルスケアグループはおおもとの創業者は医師であったが、今はまったく経営に関係していない。このように、株式会社の場合には経営権が変わる可能性がある。経営権が変われば、医療のように継続性が重視されるものであっても、その方針が大きく変わる可能性があることになる。

シンガポールは、全体を通して、治療モデルであるが、徐々に公衆衛生モデルを取り入れているといえよう。正確には、第八章で詳しく述べるケアモデルを取り入れつつあるといってもいいかもしれない。

アメリカを範とするようになった韓国

二〇一〇年の一人当たりGDPが約二万ドルである韓国の医療制度は日本とアメリカの両方から学んだものである。少なくとも根底には、日本に類似の医療制度を持つ国といえよう。たとえば比較的最近の一九八九年に完全施行された国民皆保険制度を持っている点、診療時に自己負担がある点、病院経営に株式会社が認められていない点などである。公衆衛生モデルの健康診断施設なども普及している。

しかし、韓国の医療制度は患者に対して必ずしもやさしいとはいえない。自己負担は、入院の場合には一律二〇パーセントであるが、外来の場合、医療機関の種類によって異なる。具体的には、大学病院などの総合病院では「診察料＋診療費」の六〇パーセントが自己負担であるのに対し、一般病院では四〇パーセント、医院については総診療費の三〇パーセントが自己負担である。つまり、被保険者等がまずは医院にかかることを促す仕組みがとられている。

これは、日本同様フリーアクセスになっているため、患者が大病院に集中するのを防ぐ意図もあるが、結果的には、この経済的インセンティブによる患者の誘導はうまくいっておらず、患者は日本以上に大病院に集中している。病床規制がないために、特に、財閥系の病院であるサムスン病院やアサン病院は増床に次ぐ増床で、二〇〇〇床や三〇〇〇床という規模になっている。それに引きずられて、ソウルでビッグファイブといわれる、延世病院、ソウル国立大学病院、カトリック病院（聖母病院）なども増床あるいは改築などで対抗している状況である。特に、サムスン病院などは、電子カルテなど医療関係の機器の開発も自らの財団が所有する病院で行っている。

また、治験に関しても非常に積極的で、国内での治験数（韓国食品医薬品局〔ＫＦＤ〕認可）は、二〇〇〇年にはわずか三三件だったが、二〇〇九年には四〇〇件と急増した。この四〇〇件のうち国際共同治験は一九八件と、五〇パーセントを占めるまでになった。

このように最近では、自己負担による経済誘導、ＩＴ化の推進、完全医薬分業、治験の推進、病院のM&Aなど、むしろアメリカの影響のほうが強いのではないかと思える。さらに韓国では、国家免許制度として専門医免許制があるため、医師免許を取得した後、専門医免許の取得を試みることになる。専門医免許を取得してない医師の場合、病医院を開業するさいに専門の診療科を標榜《ひょうぼう》することができないといった点もアメリカ流である。モデルとしては治療モデルである。

日本を範としたタイ

二〇一〇年の一人当たりGDPが約五〇〇〇ドルであるタイは新興国の典型例といってもいい。約三〇年間の紆余曲折《うよきょくせつ》を経て二〇〇〇年に三〇バーツ（日本円で一〇〇円）払えば受診できる三〇バーツ制度という、国民誰もが医療にアクセスできる仕組みを作ることに成功し、二〇〇六年からはこの定額負担も廃止して無料とした。

タイは、ベトナム戦争時にアメリカの関与が大きかったために、医療についてもアメリカ留学者が多いなどその影響を受けている。海外の患者を呼び込むメディカルツーリズムについても、株式会社の病院とアメリカ帰りの医師が先導している。

しかし、タイにおいては、必ずしもアメリカ流を一〇〇パーセント取り入れようとはしていない。これは、公的な医療機関で英語がそれほどポピュラーではないことからも裏付けられる。また、日本への医療関係の留学生も多い。

タイでは、日本的な皆保障制度の創設が国の誇りであるようだ。純粋な保険制度ではなく、税を投入する医療保障制度は二〇〇〇年に完成し、現在は全国民に無料で医療が提供されている。ただし、タイでは富裕層は株式会社病院を受診し、「先進医療」も含む医療を受けている。

このように、タイでは一応の国民皆保障制度ができているが、受けることができる医療については、富裕層、国家公務員、企業従業員、その他で異なり、まさに階層医療である。

しかし、これは、タイ自体が貧しい国で、すべての国民に提供できる医療はどのレベルか、という模索の過程であるとも考えられる。さらにいえば、そもそもタイの僻地《へきち》には医者がおらず、三〇バーツ制度成立以降であったとしても、全国で医療が平等であるとはいえない。

後述するインドや中国もそうだが、ラオス、ミャンマーなどさらに一人当たりのGDPが低く貧しい国では、そもそも医療に全国民がアクセス可能な保険制度を作ることが喫緊の医療行政の目的になっているところすらある。

中国の医療と市場原理――もうひとつのアメリカ

中国はGDPで日本を抜き、世界第二位の大国として認知されている。この、たぐいまれなる経済発展は、鄧小平が一九七八年十二月に開始した改革開放路線という、中国の市場経済移行政策に端を発するとされる。

しかし、この政策は同時に中国社会に大きな矛盾を生み出したともいえる。農村部と都市部、沿岸部と内陸部における経済格差が拡大した。また、同じ都市部であっても、通常の業務でお金を稼ぐもの、たとえば昔からの露店商やタクシーの運転手などは、物価が安いために賃金も低く、都市部のバブルともいえる好景気の恩典を受けていない。三菱UFJメリルリンチPB証券によると、一〇〇万ドル（約八四〇〇万円）以上の金融資産を持つ中国の富裕層は約四七万人（二〇〇九年）で、前年から約三一パーセント増加した。中国人旅行者は二〇〇九年にフランスで衣類や宝飾品、化粧品など総額一億五五〇〇万ユーロ（約一七一億円）の買い物をし、二〇〇八年にトップだったロシア人を抜いて国別で首位になるなど、世界の消費市場で存在感を強めている。このような層が、あるときは、メディカルツーリズムによって海外で医療を受けるのであるから、中国国内の医療機関でもこのような層を取り込もうとするのは当然であろう。現在の中国は、お金によって受けることができる医療が異なる、階層医療といってもいい。

中国においては、以前から医療はビジネス、金儲けの手段、といった社会主義国とは思えない発言を聞くことが多く、まさに格差のひとつの象徴であるといえる。医療費は、二〇〇九年は年間一兆四五三五億元（約二〇兆円）、うち政府支出三五九三億元（二四・七パーセント）、事業主等支出五〇六五億元（三四・九パーセント）、個人負担五八七五億元（四〇・四パーセント）で、一人当たりの医療費は、都市部では一八六二元、農村部では四五五元である。

中国の医療保障は、きわめて簡単にいえば、主として公務員用の公費医療制度、企業の職員や家族のための労働保険医療制度、農村部のための農村合作医療制度からなる。前二者は手厚いが、農村合作医療制度は水準が劣り、たとえば、前二者と違い、薬剤費用は全額自己負担になる。

さて、どうして医療にこのような格差が生じてしまったのか。この現象は経済学的に非常に明快に説明できる。

まず、中国の医療は一九八〇年ころまでは国営であり、自己負担も少ないかほとんどなく、まさに平等な医療であった。しかし、改革開放政策の結果、市場化の道を突き進むことになる。すなわち病院は国立のままであるが、補助金をカットしたりなくしたりすることで運営費用を病院の独立採算制にしたのである。医療分野は情報の非対称性が大きな分野であり、そのために日本をはじめとする先進諸国では医療を純粋な自由市場にゆだねず公的な管理のもとに置き、準市場としている。もちろん、中国においてもいきなり一〇〇パーセントの市場化を行ったわけではなく、現在でも多くは土地建物の所有は国であり、提供者は公務員である。また、医療費も公定である。一見すると市場原理主義ではないようにさえみえる。しかし、独立採算制、すなわち、稼いで黒字を出すことを求められた病院は、情報の非対称性、あるいは医療においては患者が弱者であり提供者が強者であるという立場を徹底的に利用した。

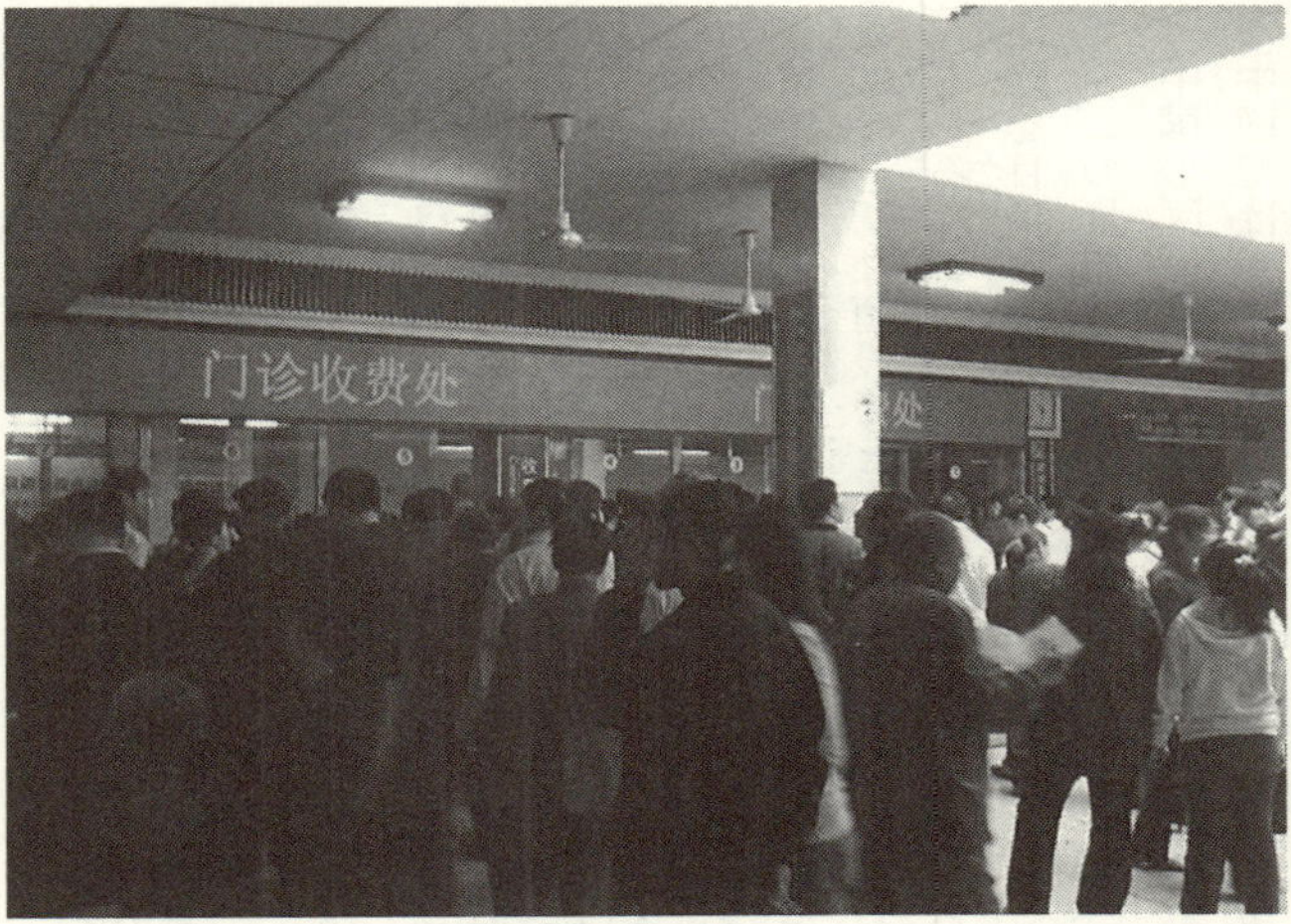

写真５－３　中国の病院の混雑具合（筆者撮影）

おりしも、人口ボーナス期(注16)にあたっている中国では、患者の数は膨大である。三日前から予約券をとるために病院に寝袋を持って並ぶとか、ある循環器の専門病院では、手術の待機リストが一四年待ちになったという、真偽のほどがさだかではない噂《うわさ》が飛ぶありさまである。

このような状況で、中国の病院においては、高額な医療費用を患者に請求できないために、患者からの賄賂《わいろ》や、薬剤のマージンで医師も病院も儲けているといわれている。もちろん、価格は公定であり（医師によって初診料は違うが）、料金表が掲げられているのにである。

この状態は、まさに「市場の失敗」といってもいい。

それゆえ、中国ではこの状態を是とせず、

二〇〇九年四月六日に新医療制度を開始し、その充実のために政府が三年間で八五〇〇億元を追加予算化した。また、薬剤でのマージンを減らすために医薬分業を目指した。ただ、医療における改革開放路線はあきらめておらず、膨大な需要のために、外資の参入を二〇〇九年から許可し、国営病院の民営化を行っている。

すなわち、発想としては、現状の問題点は、政府が間違った方向に市場化の舵を切ったために発生したもので、市場化の方向性そのものは正しいという判断であろう。いいかえれば、前述した現象は、市場の失敗というより政府の失敗であるという認識だ。

泰達国際心血管病医院の院長の言い方を借りれば、社会主義ではない医療はアメリカと中国にしかない、ということになる。この考え方で政府が推し進めれば、中国の医療はアメリカと同様に市場化されたものになることになる。豊かな人から貧しい人への所得移転は病院単位で行うという発想であり、医療の価格は公定ではなく、高く払える人には高く、貧しい人には適切な値段でということになる。なお、中国では混合診療は全面解禁されている。

もちろん、中国でも無保険者がいることを良しとしてはいない。医療改革によって国民皆保険を目指し、二〇一一年には九〇パーセントの国民が何らかの保険に入ることを目標として、この目標はほぼ達成されたという。

中国の医療は転換期にある。まず、医療の位置づけが独特であった。医療保険制度が不備な中国では、医療は高いものであるという認識がある。医療保険制度という概念がある西洋諸国や日本では、医療は社会保障の一部に位置づけられているが、中国では必ずしもそうではない。

医師の診察費用にも差があり、医師によって値段が違う。またVIP外来が存在し、政府高官や病院幹部等は廉価ですぐに医療を受けることができる。金銭で最も差がつく部分は薬剤である。院内製剤が充実している中国では、病院が独自に認可を受けて（特に中医〔漢方医〕では）薬剤を調合しているので、安い薬剤を渡すことができるし、富裕層は海外のブランド品を購入する。

一人当たりのGDPが三〇〇〇ドルを超え、タイにあと一歩と迫っている中国であるが、やはり急速な経済発展には格差がつきものである。そして医療でお金を儲けようとする動きが強いなか、多くの庶民が犠牲となっている。たとえば、北京《ペキン》の病院では、病院のなかで部署ごとに支払いが強要される。わかりやすくいえば、診察したらいくら、画像をとったらいくら、薬剤投与でいくらという形で、毎回支払わないと次に行けない。最後の薬剤までたどりつける人が少なく、そういった人は、何でもいいから安い薬剤を街で手に入れる、といった、おそろしい話まで聞かれるくらいだ。

医療の、私的財的な要素が前面に出てしまっているといえよう。

インドの医療

インドではどのような医療が行われているのであろうか。インドの医療費は対GDP比約五パーセントだが、人口が多いので、一人当たりの医療費は韓国の五分の一くらい、中国の二倍くらいになる。富裕層の拡大に伴って、民間の医療保険加入者が徐々に増えてきている。それに伴って西欧並みの医療を受けたいというニーズが、インドの富裕層あるいは周辺国のパキスタン、バングラデシュ、さらには中近東の富裕層に芽生えてきた。

世界の所得別人口構成をみると、年間所得二万ドル以上の富裕層は一億七五〇〇万人にすぎない。それに対し、年間所得三〇〇〇ドル以上の中所得層は一四億人もいる。そのうち中国が四億人、インドが二億人、インドネシアが八〇〇〇万人と、アジアの三ヵ国の中所得層だけで日本の全人口の五倍に達する。

そして年間所得は三〇〇〇ドル前後でも、購買力平価では、すでに彼らは日本の中流以上の購買力を持ち、教育、家電製品、自動車、家具、海外旅行などに非常に関心を持っている。中国人が大挙して銀座や秋葉原へ買い物に来ているのがそのあらわれだ。

いっぽう、インドでは富裕層の拡大に伴って糖尿病などの慢性の生活習慣病が急速に増加している。アラビアンナイトに出てくるような小太りのお金持ちを想像してもらえばいい。糖尿病は五〇〇〇万人、肥満は三〇〇〇万人以上いるともいわれている。

医療環境の整備はまったく遅れている。人口が約一〇倍なのに、日本より病院数が少ない。

ただし、都市などの一部の地域では後述するような株式会社の民間病院をはじめ、さまざまなタイプの医療提供が行われている。公的な皆保険はないし、作ろうともしていない。

都市部では、高額だが質もよく、さまざまな医療が提供されているが、地方においては、伝統的な医療や医師でない無登録の医療事業者を受診する例も多い。簡単にいえば、「にせ医者」でもいないよりまし、といった世界である。

インドでは医療の質とアクセスには大きなばらつきがある。病院は患者でごった返しており、株式会社の病院でも必ずしも高所得の患者のみ診察しているわけではない。あまり差をつけると、放火などの襲撃を受ける可能性もあるからだ。もちろん善意の医師が株式会社病院を経営している場合もある。

モデルとしては、タイと同様、財政が苦しいなかの治療モデルになろう。

医療における類型化

以上を踏まえると、図5-3に示すように、医療費増加を容認するか否か、公衆衛生モデルか治療モデルか、という軸での分類ができる。なお、医療費増加においては、どの国でも無条件に医療費増加を容認しているわけではないので、その抑制策をもとに、定性的にイメージした。

もう少しさまざまな要素を含めて、わかりやすく類型化すれば、医療においては、①ドイ

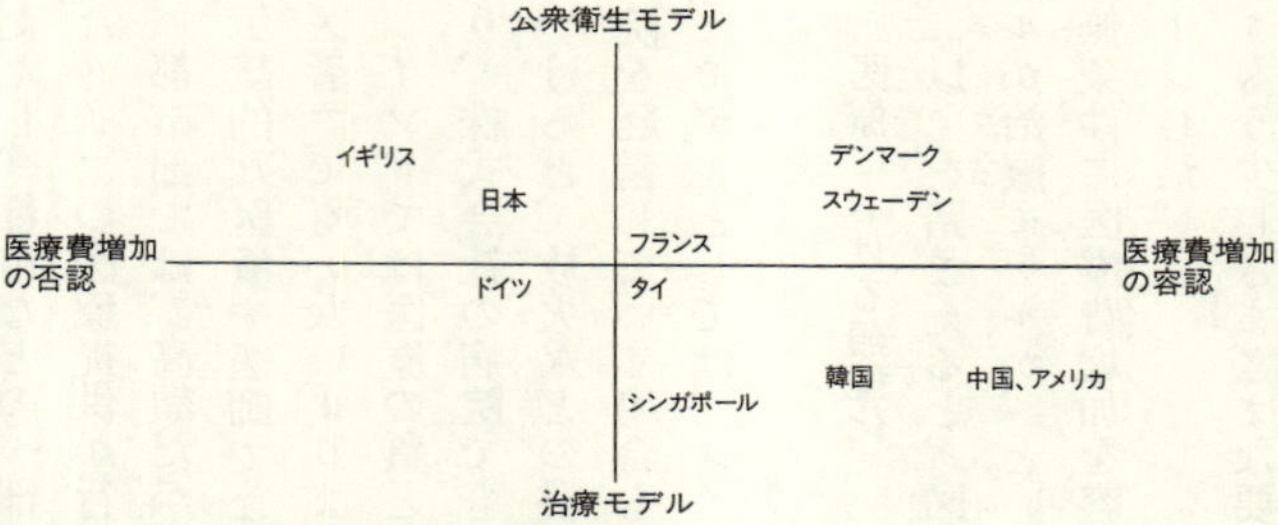

図5－3　医療における類型化

ツ、フランスなどの産業政策としての社会保険から発生した医療保障制度を持つが、提供者の民営化を着実に進めている国、②北欧のように「国民が家族」といった社会民主主義の国、イギリスはこの亜型として位置づけられる、③アメリカのように社会保障は残余的で、医療が完全に産業化している国、シンガポールもここに入るであろう、④新興国で医療保障が充実し、その維持のために医療を産業化している韓国、タイやマレーシアのような国、⑤新興国で社会保障をあまり制度化できていないインド、中国、ラオス、ミャンマーといった国、といった分類になると思われる。

イギリスの今後の方向性は、①に近くなると考えられる。財政の状況によっては、NHSはそのまま続くとしても、公的な医療提供のレベルを落とし、同じ自由主義の考えや制度を持つアメリカ型に行く可能性もないわけではない。

ややこしいのは、たとえばアメリカやイギリスでは、医療費増については抑制、効率化という方向で比較的国民のコンセンサスが得られており、かつ、イギリスは公衆衛生モデル、アメリカは治療モデルと明確に分類できるのだが、社会保険で医療財源をまかなってきた国、たとえばドイツやフランスでは同じ国のなかでも意見が分かれているのである。社会保険財源といいながら、かなりの公費を医療に注いでいる日本においてはいうまでもなく方向性が混迷している。(注17)

日本は、アンデルセンの分類のように①に入ると思われるが、税の投入が多いという点でその亜型になろう。社会保障制度としては、厚生労働省は①から②への脱却を図ろうとしたが、高度成長期が終わり、人口減少社会を迎えた今、②への脱皮は、負担増がかなりのものとなり現実的ではないのではないか。しかし、いっぽうでは、政府自体も明確なビジョンを描くことができず、混迷している状態であると考えられる。次章でその混迷を少し考えてみたい。

(注1) アンソニー・ギデンズ、佐和隆光訳『第三の道——効率と公正の新たな同盟』日本経済新聞社、一九九九年
(注2) 佐和隆光『漂流する資本主義』ダイヤモンド社、一九九九年
(注3) 佐和隆光編『「改革」の条件』岩波書店、二〇〇一年
(注4) 木村陽子「先進諸国における社会保障構造改革」『公共政策研究』二〇〇一年、五四〜六五頁

（注5）第一章で述べた池田の分類とは異なっているが、より一般的分類とした。
（注6）もうひとつウェッブ夫妻の提唱したものに、国が国民に対して保障する最低限度の生活水準であるナショナルミニマムの考えがある。
（注7）産業保健とは、労働者の健康対策を行う領域である。日本では労働安全衛生法に産業医といった職務も明確化されており、他国と比べて進んでいる分野と考えられている。
（注8）医師。保健省やイギリス医師学会（Royal College）で重職を務める。
（注9）スウェーデンでは女性の就業率は九九パーセントともいわれている。
（注10）マネジドケアとは、一九七七年スタンフォード大学の経済学者アイントーペン教授が中心になって作られた概念。一定のルールのもとで、企業の競争を奨励し、効率的な医療を目指そうとしたもの。しかし、保険者による医療への介入が目立つようになり、医療における悪の代名詞のように言われることが多い。
（注11）これとは異なる考え方もある。すなわち、この社会保険の創設を国家社会主義の到達点とみる見方である。
（注12）国際フォーラム「諸外国の経験に学ぶ医療制度改革」における基調講演「ドイツにおける医療制度改革」二〇〇六年
（注13）それまでは職域単位での保険制度であったために、社会保障に入っていない国民が存在していて、そこを改めたという意味である。
（注14）メディカルツーリズムとは、患者が医療を求めて他国に移動すること。医療観光とも

いう。健康を対象にするヘルスツーリズムやウエルネスツーリズムなどを合わせた概念として扱われることもある。

（注15）近年、日本の三井物産も資本を入れた。

（注16）人口ボーナス期とは、（一五～六四歳人口）÷（一四歳以下＋六五歳以上人口）の値が二以上になる期間をいう。日本ではいわゆる高度成長期が人口ボーナス期にあたる。人口オーナスとは、その逆の状態である。つまり、高齢者や子供が増えて、現役労働世代が少ない状態。オーナスは英語で「重荷」を意味し、人口が経済発展にとって重荷となった状態を指す。現在の日本がそうであろう。

（注17）現在の両国の方向性のみにあてはまる。

第六章　日本の医療政策のプレーヤーとスタンス

これまでの章でみてきたように、医療政策の決定にはさまざまな背景がある。しかし、最終的には政策決定には、それを決定する、あるいは実行に移すプレーヤーがいる。

本章では、医療政策をめぐるプレーヤーについて概説し、次章でのパワーバランスの変遷や対立の構造の議論につなげる。

日本の医療政策体系は、生活者である患者、医療提供者（医師と医療機関）、費用補償者である医療保険者の三者の関係で考えるとわかりやすい（図６－１）。簡単に整理すると、患者は医療提供者から医療サービスを受け、医療提供者は行った医療行為に対して医療保険者から診療報酬として支払いを受け、医療保険者は患者から保険料を受け取るという関係である。この三者間の力関係は静的なものではなく、医療制度の変更によってお互いの力関係のバランスは大きく変化する。

ここ何十年間は、この三者のなかでも医療提供者の力が強かった。そして、その医療提供者の裏側で、厚生労働省が医療をコントロールしていたことはいうまでもない。まず、戦後の医療政策をめぐるプレーヤーの動きの変遷をみてみよう。

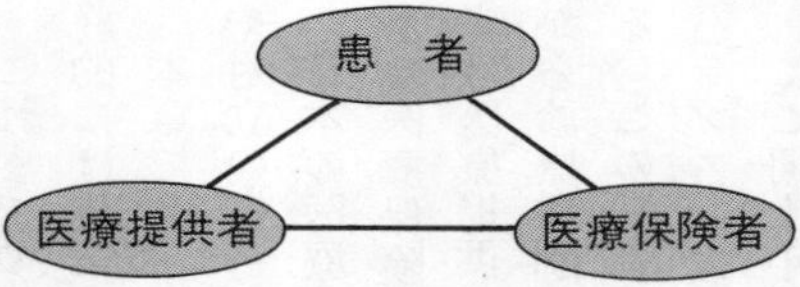

図6－1　医療のメインプレーヤー

自民党政権下での医療政策

自民党政権の特徴は、情報や権限などの東京一極集中と、利益団体の優遇と、公共事業を通しての地方での雇用の創出であった。

そのおおもとは、野口悠紀雄がいう一九四〇年体制である。この一九四〇年体制とは、当時の大日本帝国が戦争をより効果的に遂行するために政治、経済、社会を改革した国家社会主義的戦時体制のことである。国家総動員法のもとで所有と経営の分離、国による資源配分、業界組織の編成、地主の権利制限、生産倫理の高揚が図られた。この体制はその後GHQによる占領を経ても温存され、官僚統制、銀行本位制など高度経済成長を支えた体制へと継承されたというものである。官僚制度については、厚生省が旧内務省系であり、第二章でも触れたが、ドイツの思想を受け継いでいた。医療界にも官僚中心の思想が根強く残っているのは一九四〇年体制の名残といっていいであろう。

政治体制においては、一九五五年に保守合同が成立したことにより、「改憲・保守・安保堅持」を掲げる自由民主党と、「護憲・革新・反安保」を掲げる日本社会党の二大政党体制、いわゆる五五年体制が誕生した。ポイントは、社会党がほぼ万年野党であり、自民党がさほど野党を気にする必要がなかったという点である。

このような状況であったため、自民党政権下では前述した三つのプレーヤーの分析で状況が把握できた。二〇〇〇年代とは異なり、人口も増加し経済も成長を遂げていたために、医療保険者が医療費の増加を求めていた。患者不在のまま医療提供者と医療保険者の思惑は一致していたのである。その後、医療費の増加に伴い、大蔵省というプレーヤーが加わった。いいかえれば、お金の削減を迫る大蔵省と、医師会や保険者を背景にして医療費の増加を確保しようとする厚生省という構図である。医療提供者のなかで中心となる日本医師会は、大御所であった武見太郎会長のもとでは医師の自由を強く追求していた。その意味で管理を迫る厚生省と対立することはあったが、医療費の増加という点では、同じ方向であったのである。

こういった状況下での医療政策はどうなっていたのであろうか。

この時代には、医療費をまかなう財源はあった。医療法が長らく改正されなかったことでもわかるように、大きな方向性の変更はなく、量的拡大を追求していた時代であったといえよう。

厚生省の役割は公衆衛生政策の実践であり、具体的には、すべての地域住民の健康水準の向上を目的として、行政が立案した計画に従って医療が提供されるような体制が目標であった。

日本医師会の目的はプロフェション(注1)の自由であり、具体的には、それぞれの医師が長期にわたる臨床経験によって「芸」として極めた医療を、誰にも拘束されることなく、おのおのの患者のニーズに応じて提供できるような体制が目標であった。

やがて、医療費増加とともに高齢化社会の波がおとずれ、一九八〇年代からは厚生省主導の医療費抑制の動き、一九九〇年代後半からは医療制度改革の動きが起きた。さらに、レーガンやサッチャーにならった、「小さな政府」路線が一九九六年の橋本政権から始まった。しかし、それであっても現在のような急な改革を起こそうという動きはなかったといってよい。

医療を考えるモデルの再整理

ここで、医療を考えるにあたっての三つのプレーヤーについての三軸、すなわち、国民の視座、提供体制の視座、医療保険(社会保障)の視座を踏まえて、重要な視点すなわちモデルを紹介したい。

すでに図5-3(一六八頁)の比較で触れてきたが、税金で医療を行っている国(国が医療全体を強い力で管理しているイギリスのような国)のほうが、公衆衛生、すなわち疾病予防に力を入れる傾向にある。これを公衆衛生モデルと呼ぼう。この分野は、消費者から対価を得にくく、いわゆる保険原理になじみにくいので、税金で医療をまかなっている国が強い。

逆にアメリカのように、一部例外を除くと公的な保険制度さえなく民間の保険が中心になっている国では、公衆衛生より産業としての医療、いいかえれば最先端の技術を使って疾病を治療し、それで対価を得る医療が普及している。これを治療モデルと呼ぼう。

なお、このモデル化は、簡単なようで難しい部分がある。まず、モデル同士に重複がなく、またモデル化にあたって漏れもないようなモデル化が望ましい（これを経営学ではMECE〔Mutually Exclusive and Collectively Exhaustive〕という。「相互に排他的な項目」による「完全な全体集合」を意味する言葉である）からである。

しかし、社会学のモデルでは、そうはいかないことが多い。たとえば、池上直己、J・C・キャンベルの『日本の医療』では、公衆衛生モデルと医療経済モデルといった表現をしているが、MECEではない。この場合には、注目点で分類しているといえよう。エスピン＝アンデルセンのモデルも、厳密にはMECEになっていない。

その意味では、公衆衛生モデルと治療モデルは、完全なMECEではないが、重点項目で分けており、医療費増加容認に対する考え方は、ほぼMECEといってよいであろう。

このモデル化は、後述していくように、日本医師会のスタンスを、アメリカ医師会のそれと対比して考えるときに非常に参考になる視点である。すなわち、日本医師会は、ある時点から民間でありながら公衆衛生モデルを追求するようになってくるのである。

以降の各プレーヤーの分析では、第五章と同じ公衆衛生モデルと治療モデルに分類していくことにする。これに、医療費増を容認するかどうかという視点を加えると、四つの象限に分離できることになる。なお、日本ではこの公衆衛生モデルか治療モデルを明示的に示しているプレーヤーはいないので、その行動パターンから分析するほかはない。

そこで、プレーヤーごとの分析の前に、まずは自民党政権下で起きた変化と民主党政権での医療政策への圧力をみてみなければならない。

小泉政権下の医療政策

一九九三年に細川（護熙）内閣つまり非自民党型連立政権が成立し、小選挙区制が導入された。それまでの自民党政権は地域からの意見をくみ取り、多くは公共政策・事業という形で地方に予算を還元していたのだが、それ以降の連立政権ではたとえ自民党主導であったとしても従来のような政治基盤の強さを維持することが困難になった。そのため、その強さを維持するために、小泉純一郎首相はポピュリズム(注2)の手法と財界の政治への圧力を用いた。そして、新自由主義を善、その他を抵抗勢力としたため、都市部に政策の重点が置かれ、結果として地域格差が顕在化した。

医療においても、変化あるいは改革の萌芽《ほうが》といえるのがいわゆる小泉改革である。小泉首相の諮問機関である経済財政諮問会議は「小さな政府」を志向し、二〇〇七年の経済財政諮問会議がまとめた医療介護サービスの質向上・効率化プログラムは厳しい改革案となった。以下にその要旨を示す。

一　医療サービスの標準化と診療報酬体系の見直し：「根拠にもとづく医療」（ＥＢＭ）を促進
二　患者本位の医療サービスの実現：医療と医療機関に関する情報開示、医療情報のデータベース化、ネットワーク化による国民への情報提供の拡充
三　医療提供体制の見直し
四　医療機関経営の近代化・効率化：医療サービスのＩＴ化の促進、電子カルテ、電子レセプトの促進により、医療機関運営コストの削減を促進
五　消費者（患者）・支払者（保険者）機能の強化
六　公的医療保険の守備範囲の見直し
七　負担の適正化

この医療制度改革の柱は、①診療報酬（制度）の改革、②高齢者医療制度の改革、③医療保険制度の改革（高齢者医療制度とのリンクが強い）、④医療提供体制の改革などに分類される。

このとき、厚生労働省は「大きな政府」を志向し、日本医師会と健保組合は思想的にはどちらともいえず、三者とも基本的に経済財政諮問会議の意見に反対であった。財務省は予算

の縮小が中心で、厚生労働省と財務省の間でバトルが起きた。

次章で詳しく扱うが、このような議論の末に医療費の増加が抑制され、それがいわゆる医療崩壊につながったというのが、医療提供者側からみた主張になっている。

政権交代以後の医療政策

民主党政権は、小泉の都市型政治への対抗軸として二〇〇九年に生まれた。そのため、民主党は格差是正、地域主権を前面に出した。

民主党政権ではどのように政策が決定されているのだろうか。経済財政諮問会議の後継(注3)とされる国家戦略室(注4)と行政刷新会議(設置法案が国会を通っていないので、現状では重要政策会議ではなく閣議決定のみが根拠)が重要である。旧来の規制改革会議は審議会レベルであったのに対し、民主党は行政刷新会議のなかに規制制度改革の分科会をつくっている。

このふたつを両輪として、二〇一〇年六月に医療・介護を産業として伸ばしていくということが新成長戦略のなかで閣議決定された。いいかえれば、医療が産業政策の対象になり、医療産業の隆盛で富の創出と分配の両方を目指す政策である。

税と社会保障の一体改革と医療

民主党政権は、社会保障改革および税制抜本改革、いわゆる税と社会保障の一体改革を進めている。その基本的考え方と医療への影響を紹介しておきたい（「社会保障・税一体改革大綱について」）。

ここでは、社会保障改革の必要性については、「少子高齢化といった人口構成の大きな変化、非正規労働者の増大など雇用基盤の変化、家族形態・地域基盤の変化など、社会保障制度を支える社会経済情勢には大きな変化が生じ」、これらへの対応が求められていることなどを理由に挙げている。そして、「世代を問わず一人ひとりが能力を発揮して積極的に社会及び社会保障の支え合いの仕組みに参画でき、必要な人に必要なサービス・給付が適切に行われる社会保障制度を構築し、現役世代、将来世代に持続可能な社会保障制度を引き継ぐ」ことを改革の基本的方向性として、各分野の改革を進めるとしている。

さらに、「今後、人口構成の変化が一層進んでいく社会にあっても、年金、医療、介護などの社会保障を持続可能なものとするためには、給付は高齢世代中心、負担は現役世代中心という現在の社会保障制度を見直し、給付・負担両面で、人口構成の変化に対応した世代間・世代内の公平が確保された制度へと改革していく」必要があることから、「全世代を通じた国民生活の安心を確保する『全世代対応型』社会保障制度の構築を目指」し、「併せて、社会保障給付や負担の公平性、明確性を確保するためのインフラとして、社会保障・税番号制度の早期導入を図」るとしている。

また、財政については、「国の一般歳出に占める社会保障関係費の割合は五割を超えており、税収が歳出の半分すら賄えていない現状に照らせば、社会保障関係費の相当部分を将来世代につけ回していることになる」として、「国民すべてが人生の様々な段階で受益者となり得る社会保障を支える経費は、国民全体が皆で分かち合わなければならない。世代を通じて幅広い国民が負担する消費税の税率を引き上げるとともに、世代内でも、より負担能力に応じて社会保障の負担を分かち合う仕組みとしていくこと」、「社会保障の機能強化・機能維持のための安定財源確保と財政健全化の同時達成を目指す」としている。

医療に関しては、自民党政権時代の社会保障国民会議の流れを受けてはいるが、二〇二五年を目標に改革を進めることを明記している。

各プレーヤーの分析

前述してきたように、医療の問題は日本国全体の問題になってきている。その意味で、医療政策にかかわるプレーヤーにも変化がみられる。それでは現在のプレーヤーの動向について個別にみていこう。

①国民

生活者としての側面を持つ国民は、一番重要なプレーヤーかもしれないが、逆に特段の明確な方向性を持っていない。

経済の成熟化に伴い、医療を含むサービス産業が国の経済に占める割合が増加している。また、物に対して満足を得た生活者は、究極のサービスとしての医療への関心を増加させている。

その点で、国民の医療に対する満足度の水準が高くなっている。特に、ほかのサービス業が洗練の度合いを増してきているだけになおさらである。

医療費に関しては、国民の主張は、高くないほうがいいがよい医療は受けたいという、ある意味、「気楽な状況」である。そのため、国民の医療費に対する意識調査の結果はさまざまであるが、医療費増加問題の解決にはそれほど積極的ではなく、公衆衛生モデルや治療モデルを意識しているとは思えない。プレーヤーとしてはまとまっていないので、力は弱い。

②患者

患者は、国民の特殊な場合である。患者も国民一般と同様に、明確な方向性を持ちにくい。しかし、重要なことは、患者は自分が満足できる医療を求めており、さらにその求めているものは患者によってさまざまであるということである。すなわち、かつての感染症対策のような一律的な対応を求めているわけではない。

場合によっては、がんに対する緩和ケアのように、疾患に対する治療を求めていない場合もある。さらに、近年では、経済情勢の悪化に伴い、そもそも医師を受診しないという選択肢を選ぶ場合も増えている。

そのため、直接政策に関与するわけではないが、大きなパワーを持っている。最近では患者団体が重要なプレーヤーとして登場しているが、これも医療政策全般に対してというより、「がん治療の高度化」「新しいワクチンの承認」のような個別疾患に対してのものが多い。まとめていえば、患者のニーズは多様になり、モデルは意識していないが、どちらかといえば治療モデルで、発言力が増しているといってよいだろう。

③日本医師会

医療提供者のうち、医療政策のきわめて中心的なプレーヤーである日本医師会について、詳しく分析しよう。現在の日本医師会のスタンスは、疾病予防に力を入れる公衆衛生モデルである。まず、その歴史を概説する。

明治になって西洋医が増えるに従い、全国各地に互いの研修や親睦《しんぼく》を目的に任意の業種団体が設立された。その後、一九二三年十一月二十五日、日本医師会創立総会が開催され、北里柴三郎を初代会長として日本医師会が誕生した。その後の変遷をへて、一九五七年から二五年間にわたって日本医師会会長を務めた武見太郎は、「自由主義経済下における開業医の独立を守る」というポリシーであった。

日本医師会の下部組織には四七の都道府県医師会、さらには約九二〇の郡市区医師会がある。いずれも独立した法人であり、それぞれが地域医療の主な担い手として、行政等と協議しつつ医師会病院、老人保健施設、看護師養成学校、健診センター、検査センター、訪問看護ステーション、地域産業保健センターなどの医療・介護・福祉・教育施設を持ち、事業を展開している。

また、日本医師会定款第一〇章第四〇条には、「本会に、日本医学会を置く」とあり、日本医学会は、日本医師会との密接な連携のもと、「医学に関する科学及び技術の研究促進を図り、医学及び医療の水準の向上に寄与する」ことを目的として活動している。すなわち、日本医師会は、すべての学会の元締めをしており、かかりつけ医（総合医）を含めた専門医制度などにも大きな影響力があるということになる。

日本医師会のスタンス

ここで、医療政策にきわめて大きな力がある日本医師会のスタンスを分析したい。ドイツやイギリスなどの医師会と異なり、日本医師会は、政治連盟と関連があったり組織内議員を擁立したりという面で、政治に対しての直接的な働きかけが強い。特に自民党政権のときにはその強い関係性が指摘されていた。ただ、逆に、小選挙区制になり与野党が頻繁に入れ替わるようになると、状況の変化に対応できているとはいい難い。

いいかえれば、政治に直接働きかけることに注力するあまり、間接的な動きである世論形成の努力が少なかったといえる。すなわち生活者目線での動きが少なく、世論を通じての政策形成の努力が少なかったのである。この点では、民主党が先んじて、情報公開や国民目線を唱えたので、医師会は自民党の小泉政権のときと同様に抵抗勢力的に扱われている。

なお、ヨーロッパでは医師会という医の倫理や質の担保のために存在する団体と、医師組合という労働組合が明確に区分されている。日本でも医療技術の向上・普及のための部分と労働組合や圧力団体としての部分の完全分離は考慮に値するかもしれない。前述したように、モデルとしては公衆衛生モデルの主張と思われる。医療費に関しては、その増加をある程度容認するスタンスである。

④医療提供者

次に、医師会を除く医療提供者を考えよう。代表的なものは病院の団体である。厳密には病院の団体を日本医師会が包含するのかどうかという点の分析も必要であるが、ここでは、前述した公衆衛生モデルか治療モデルかという観点からまず分類してみたい。

病院関係者の多く、特に外科系あるいは大学病院関係者は、最先端の技術を使って疾病を治療し、対価を得る治療モデルの支持者である。外科系の病院や大学病院では、急性期医療をはじめとして、高度な治療を行うことを目標としている。その例としては、病院出身者であった民主党の足立信也政務官が厚生労働省と共に行った二〇一〇年の診療報酬改定が挙げられる。この改定は、病院医療を特に重視した点が特徴である。

病院団体としては日本病院会、日本精神科病院協会がある。しかし、医師会に比べればパワーは小さい。モデルとしては治療モデル、医療費増加をある程度容認するスタンスである。

⑤その他の業界団体

日本医師会や日本病院会以外にも、業界団体としては日本看護協会、日本薬剤師会、日本製薬工業協会、日本医療機器産業連合会などがある。日本医師会なども含めて、大きく分ければ、業界の専門職の団体と、医療業界を取り巻く企業の団体ということになる。

医師会以外の専門職の団体は、基本的にはその権益を守るスタンスであった。前述した日本医師会が、権益団体としては中途半端なことに比べれば、看護協会、薬剤師会などのスタンスは明確である。医療における医師の役割が非常に大きかったために、看護協会、薬剤師会などのようなコ・メディカルの団体は、たとえば自らの判断で一部の医療行為を行うことができる特定看護師創設の議論のように、医師からの権限委譲の要求や新しく診療報酬を認めてほしいといった要求が中心であった。逆に、医療全般について議論する必要が少なかったために、政策的なスタンスが明確であるのかもしれない。しかし、コ・メディカルの役割の拡大にともない、今後の役割は増加すると思われる。

いっぽう、日本製薬工業協会、日本医療機器産業連合会などの企業団体のスタンスは治療モデル、医療費増加容認であろう。

⑥政府に対峙する団体

直接の医療関係者団体以外にも、医療政策に関して発言する団体が存在する。日本経団連、経済同友会のように、混合診療解禁賛成、株式会社病院導入賛成、公的医療抑制といった市場志向の医療改革を望む団体もあるが、現在の主流の医療政策ではない。

なお、民主党の支持母体である連合は、混合診療反対、株式会社病院反対の意見を表明するいっぽうで、医療イノベーションの推進すなわち医療の産業化には賛成している。これは、現在の民主党による医療政策に近い主張といえるかもしれない。

⑦保険者

保険の歴史と役割については第二章で詳細に述べたので、ここでは、政策プレーヤーとしての保険者について考える。

日本では医療保険者は大きく分けて全国健康保険協会（協会けんぽ）、国民健康保険組合（国保）、企業による健康保険組合に分けられる。主に協会けんぽは中小企業の従業員や家族、国民健康保険組合は農業や漁業従事者と自営業者、企業による健康保険組合は当該企業の従業員と家族を対象としている。国民健康保険組合は七五歳以上の後期高齢者は含まないが、高齢者が多く加入し、医療費がかさむため財政状況がよくないのが通例である。また、協会けんぽは政府が保険者になっていると考えていい。現在は独立した組織ではあるが税金の投入もあり、国民健康保険組合と並んで、政府に近い保険者になろう。企業による健保組合には、税金は投入されていない。

高齢者への支援などで財務的には弱体化している保険者であるが、保険者は主に「保険給付事業」と「保健事業」というふたつの仕事をしている。日本ではこのうち保険給付事業の厳格化が医療の効率化の要として期待されている。ドイツやフランスでは、保険者連合を作り権限の拡大がなされている。

翻って日本では、診療報酬（レセプト）データの解析が研究機関等で可能になり、支払いの審査を行っている支払基金(注5)の改革もようやく緒についたばかりである。さらに、保険者には保険料徴収額の改定は可能であるが、給付内容の決定権はないという制限がある。医療提供者と給付水準や内容について交渉して決定する直接契約も、いわゆる小泉改革で可能になったが、ほとんど行われていない。

今後、医療費の給付機能を持つ保険者の力は徐々に増していくと考えられるが、そのスピードは現在の医療政策が大幅に変わらないかぎりあまり速くはならないであろう。むしろ、厚生労働省は保険者のもうひとつの機能である「保健事業」という観点から、特定健診(注6)の普及に力を入れているが、これも医療費削減に資するという根拠は不明確で「壮大な実験」と揶揄《やゆ》されている。保険者のスタンスは、疾病予防に力を入れる公衆衛生モデルで、医療費削減を希望していることはまちがいない。

⑧政府

日本の医療政策を決定するプレーヤーの最も大きなものとして、日本国政府を挙げねばならないだろう。政府とは、国家における統治機関、政治機構の総称で、広義には、統治にかかわる行政、立法、司法などすべての機関、機構の総称であるが、狭義には、行政権の属する「行政府」のことであり、本書ではこの行政府として、内閣官房、内閣府を想定する。

実は、自民党政権と民主党政権では、政治の役割が最も変わったと考えられる。具体的には政治家の顔がみえるようになったことである。従来の自民党政権においては、いわゆる族議員がいて、厚生行政に関与していたが、政策決定があまりマスコミにみえる形になっていなかった。

民主党政権になってからは、内閣官房に「医療イノベーション会議」が置かれ、遺伝子関連や再生医療など高度な医療の実用化が目指されている。また、内閣官房のIT戦略本部には、「医療情報化に関するタスクフォース」が置かれ、シームレスな医療連携や情報の一元管理を目指す「どこでもMy病院」構想が議論されている。

また、内閣府の規制制度改革分科会や、重要政策会議である総合科学技術会議にはライフイノベーション・ワーキンググループが設置され、省庁横断的に、また内閣府という各省庁の一段上の立場から、医療と産業という切り口で医療政策の音頭をとろうとしている。

政府としては、医療費の上昇については比較的寛容で、公衆衛生モデルより治療モデルを国民に普及し、最先端の医療技術を開発して国際競争力をつけ、チャンスをみて国内の医療産業を世界に売り出そう、という視点が強い。

これは、アジア諸国が、医療を産業と位置づけ、治療モデルの導入で国際競争力を持ってきたことに対抗せざるをえない、という地政学的な事情もあると思われる。

最も強いプレーヤーである政府が、どの方向性を持っているかは重要であるが、現在の政府は、第五章に示した各国政府のように明確なビジョンを持っているとは思えず、対症療法的に政策を行っているように感じられる。社会保障の機能を増加させるかどうかも明確ではなく、わずかに、医療を産業として盛り上げるという方向性がみえる程度である。繰り返しになるが、医療を産業としてみていくということは、治療モデルや医療費のある程度の増加容認に親和性がある。

⑨厚生労働省

厚生労働省は、医療分野についてのメインプレーヤーである。

厚生労働省の意思決定の複雑な点は、国家公務員が事務系と技術系に分かれている点である。一般的に事務系は法律や経済を学んだ人々で、「事務官」と呼ばれ一般的な政策作りや人事などを担当する。技術系の公務員は「技官」と呼ばれ、医療、道路、河川、港湾、農業土木など多くの専門分野に分かれて、それぞれの分野で具体的な事業の企画、立案を行う。厚生労働省では医師、看護師、薬剤師などが技官として配置されている。

役所の縦割りが批判されるが、それは同一の役所のなかにもある。すなわち、専門的な教育を受けてきた技官と全体的な教育を受けてきた事務官の間の考え方のギャップやポストの問題があり、必ずしも協力体制ができていないという批判である。

大きな区分としては、保険制度の根幹にかかわることや年金といった部分は、事務官が担当し、医療提供体制、中医協の各論、薬剤の認可などの部分は技官が担当する、といった分担ができている。そのため、医療というものが複雑になってきた現在では、縦割り組織の弊害がさらに大きくなる。

ただ、近年では、たすき掛け人事ということで、いわゆる技官ポストであった医政局長に事務官がついたり、逆に保険局長に医師がついたりしている。

いずれにせよ、厚労省は医療提供および医療政策の主管となる官庁であり、社会保障に関係する実務能力の蓄積では他の官庁を凌駕《りょうが》する。問題は、医療がもはや単独の省庁で扱うには予算面で大きくなりすぎたために財務省の介入を招き、技術の要素が大きくなりすぎたために文部科学省との協力が必要となり、アジア諸国での医療の産業化の動きに呼応した経済産業省との摩擦が生まれ……といったように、省庁の仕組みを越える案件が多くなってきているることであろう。

当然、公衆衛生の実践を行う官庁の立場としては、医療費のある程度の増加は容認するというスタンスである。

⑩文部科学省

これまで触れてきたように、医療には最先端の科学技術の結晶という意味合いがある。その科学技術の管轄が文部科学省であることから、文科省は医療政策にも関連がある。文科省には、医薬品や医療機器の開発は厚生労働省や経済産業省と歩調を合わせて行いたいという面と、独自に再生医療やバイオ産業のように基礎的な技術をもっと育成したいという面があろう。さらに、文科省は、大学医学部や大学病院を監督しているという立場がある。大学病院では高度な医療を行うことが求められているが、特に最近では、臨床面、特に手術の症例数などにおいては、市中病院のほうが大学病院よりも多いことがしばしばで、高度な医療における大学病院の存在意義が問われている場合もある。その意味でも、文科省としては、市中病院にはない大学病院の機能、たとえば学生の教育や研究といった機能の充実を図りたいところであるし、それは医学の学問としての発展にも寄与すると思われる。いずれにせよ、技術を重視する治療モデルであり、ある程度の医療費増加は容認というスタンスであろう。

⑪財務省

財務省は、すべてにおいて、官僚のなかの官僚であるといわれる。その根拠は、財務省が予算配分の権限を握っているからである。

財務省のスタンスは明確で、予算削減であり、直接医療について研究しているわけではないが、近年の国の財政状態の悪化によって、大きな力を持つようになった。

⑫経済産業省

経済産業省は、エネルギー分野などを除くと、厚生労働省や文部科学省のように明確で重要な役割を担える管掌領域が少ない。いっぽうでは、医療介護領域が産業として成長・拡大する余地は大きく、経産省はこの分野に接点を求めている。その接点は、バイオなどの新薬や医療機器の開発、医療のIT化ということになろう。最近では、新成長戦略にメディカルツーリズム（医療観光）が位置づけられたために、この分野にも関心が高い。医療を産業化したいので、治療モデルに関心が強く、医療費には無関心である。

⑬政治家

ここで、政治家（主として国会議員）と医療政策とのかかわりについて考えたい。自民党においては「族議員」という言葉があり、いわゆるその分野のボスがいた。これは癒着の温床とされ、民主党政権はこれを打破しようとして、当時幹事長だった小沢一郎は、議員と業界の接点を厳しく規制した。現在は規制はそれほどではないが、民主党には厚生族といったその分野のボスがいないことに変わりはない。したがって、閣僚ではない議員は研究会や委員会を作って、政府に属している民主党議員に提案していくスタイルが一般的となっている。しかし、民主党議員には個人ブレーンが多く、特に医療においては医師の議員の数が多いこともあって意見が明確な議員が多く、なかなか総意がまとまらないようである。しかし、主に治療モデルを重視していることが民主党政権になってからの動きからうかがわれる。

いっぽう、野党も明確で体系的な意見を出せていないのが現状である。日本の国会は衆議院と参議院のねじれに代表されるように、野党が政府・与党の法案をブロックする力が強いので、体系的な代案を出さず反対するのみでも十分なのかもしれない。

審議会の役割

最後に大きなプレーヤーとして、いわゆる審議会といった政府の委員会がある。一般になじみがない人が多い半面、役割が大きくなってきているので、詳しく述べたい。

審議会は、学者や専門家や利害関係団体が政策に関する答申を官庁に提出する、各官庁や自治体の付属機関である。通常は政治家や官僚が委員になることはないという点で、第三者機関という位置づけを明確にしており、日本の政策の決定においてきわめて重要な役割を果たしている。

行政庁に置かれる場合は、後述する中医協のように国民各層の利益を代表する事業者・生活者団体委員と、実務・学識経験者などのいわゆる公益委員により組織されることが多い。

なお、外部の有識者を招いて方針を討議する、法令上の根拠がない「検討会」「懇談会」「研究会」等の会合については、「行政運営上の会合」と定義され、審議会等とは異なるものである。しかし、審議会においても答申には原則として拘束力はなく、答申を政策に反映させるかどうかは官庁あるいは政府の判断によるので、これらの法的根拠がない会であっても官庁や政府がそれを取り上げれば、審議会以上の意味を持つことに注意が必要である。閣議決定が、法律ではないが一定の拘束力があるのと同じである。

なお、規制改革会議は内閣府組織令に根拠がある審議会だったので、現在の規制制度改革分科会が置かれている行政刷新会議も、経済財政諮問会議同様に重要政策に関する会議と位置づけられる予定であったのだが、その設置法案は提出されないことになった。前述したように閣議決定のみがその権限の根拠になっている。

中医協と医療の値決め

では、日本においては、医療政策は誰がどのようにして決めているのだろうか。医療政策のなかでも、特に重要な要素である医療費の価格を決めている、プレーヤーが戦う場ともいえる中医協について述べよう。中央社会保険医療協議会、いわゆる中医協は個別の根拠法を持つ審議会で、厚生労働省設置法及び社会保険医療協議会法の規程が根拠法である。「診療報酬」「保険医療機関及び保険医療養担当規則」に関する事項等について、厚生労働大臣の諮問に応じて審議・答申するほか、自ら建議するために厚生労働省に設置される。独自の根拠法を持ち、また中医協公益委員が国会の同意人事であるなど、通常の審議会に比べると、重要性が高い。

この医療費の決定方式は、いっぽうでは、前述したように公費であれ保険であれ医療費を国が管理したい（あるいはしなければならない）という面と、医療提供者を厚生労働省の思う方向へ誘導するインセンティブであるという側面を持つことに注意が必要である。

もし、医療者の自律性が完全に保たれていた場合には、予算を医療者の集団（ドイツの保険医協会のようなもの）に委託し、そのなかでの予算配分を自由に医療者で決めていい、という構造も考えられるからだ。(注7)

対極には、イギリスのように、国がすべての方向性を決めてしまう、というケースが考えられる、イギリスにおけるＰ４Ｐ(注8)の導入はまさにその例である。おのおのの指標に学問的、科学的な根拠はあるにせよ、Ｐ４Ｐで示される方針はイギリス政府の方針である。

日本は、支払い側と医療提供者側の交渉で価格が決まるという構図になっている。その場が中医協である。(注9)

これまでは中医協で診療報酬が決定されてきたが、現在は社会保障審議会が診療報酬改定全体の方向性を出したうえで、中医協が個別の内容について審議をするという形になっている。なお、社会保障審議会は中医協と異なり、通常の審議会である。(注10)

この変化は、二〇〇四年に歯科医師会をめぐる中医協の汚職問題によって中医協の権限に疑問符がついたところから始まる。さらに、中医協内部の委員の改革も進められている。これまでは、医師会の委員を中心に診療側八人、支払側八人、公益代表四人という構成であったが、①公益代表委員を増やし、三者同数にする、②診療側委員のうち病院代表を増やすといった改革がなされた。これらは医師会の力を弱め、中医協を透明化していこうという動きである。

中医協では、診療報酬の改定にあたって、医療費の増減ばかりでなく、同時に医療の質を考えている。たとえば、診断群分類であるDPCごとによる支払い方式が、適切に機能しているか、いいかえれば、医療の質を保っているかについて調査を行い、それによって方向を変化させているのである。これが、すでに述べたインセンティブの側面であり、厚生労働省の考える方向性に診療報酬を傾斜配分する仕組みであることに注意が必要である。

なお、もうひとつの注意点は、医療費に影響を与えるものとして、保険診療にどんな治療や薬剤を含めるかということと、個々の診療行為の価格だけでなく、当該医療の普及率の高低があることとである。これは、厚生労働省がコントロールしきれない部分である。筆者は、レセプト電算化のようなデータ化を推進することによって、この点を可視化することができると考えている。

TPPと医療

二〇一一年になって急に議論されるようになった話題にTPP（環太平洋パートナーシップ。Trans Pacific Partnership）がある。TPPは二〇〇五年六月三日にシンガポール、ブルネイ、チリ、ニュージーランドの四ヵ国間で調印され、二〇〇六年五月二十八日に発効したものである。二〇一一年現在、アメリカ、オーストラリア、マレーシア、ベトナム、ペルーが加盟交渉国となっている。

TPPは参加国の世界経済のなかでの競争力を向上させるために、関税や非関税障壁を撤廃し、経済的な国境をなくすことを目的としている。この話の一面である、アメリカと日本の自由貿易（規制緩和）交渉であると考えれば、その歴史はさらに古い。主なものは、一九八九年から一九九〇年の日米間のMOSS（モス）協議（市場重視型個別協議）、一九八九年の第一回日米構造協議、一九九四年の日米包括経済協議があるし、今回のTPPの前段階としては、小泉内閣に向けて出されたアメリカの「年次改革要望書」がある。

二木立は「二木立の医療経済・政策学関連ニューズレター（通巻九一号）」で、自らがかつて発表した論文「TPPに参加するとアメリカは日本医療に何を要求してくるか？」のなかで行った三段階の予測について、

「米国の第1段階の要求は現行の医薬品・医療機器の価格規制の撤廃・緩和です。第2段階の要求は、医療特区（総合特区）に限定した株式会社の病院経営と混合診療の原則解禁です。第3段階の要求は、全国レベルでの株式会社の病院経営と混合診療の原則解禁、つまり医療への全面的な市場原理導入です」

と述べている。

二〇一二年夏の時点で状況はみえないが、医療界にも影響が予想されることは確かである。

（注1）プロフェションとは知識や技術によってサービスを提供する職業のことで、国家資格の有無は問わないが、代表例が医師や弁護士、会計士、システムエンジニアなどである。

（注2）ポピュリズムは政治を利害対立の調整の場ではなく、善悪対立のモラリズムの観点からドラマとしてみる特徴を持つ。

（注3）厳密にいえば、経済財政諮問会議は二〇一二年現在も法的には存続している。

（注4）審議会より上の総理大臣直下の組織で他には総合科学技術会議などがある。

（注5）支払基金とは、医療保険者と医療提供者の間に位置する存在で、医療機関からの保険

診療に係る医療費の請求が正しいか審査したうえで、保険者へ請求し、保険者から受け取った医療費を医療機関へ支払う。

（注6）「腹囲」の測定などが含まれているメタボリックシンドローム（内臓脂肪症候群）の概念を導入した新しい健診で、一定の基準に該当し生活習慣病のリスクが高いと判定された者に対しては、特定保健指導の実施が義務づけられる。

（注7）医療者の自治精神が強いドイツでも、形はそうだが、現実的には価格決定は国が行っているといってもいい。

（注8）P4PとはPay for Performanceの略。成果に応じて支払うことで、医療に関してはイギリスやアメリカで、たとえば患者の糖尿病の管理がうまくいった場合などを評価して支払い額を多くするといったことがなされている。

（注9）厳密には、中医協は、診療報酬点数表の決定についての諮問機関である。

（注10）社会保障審議会にも、下部組織として分科会がある。分科会は個別の法律において社保審の審議を経ることが求められる事項（法定付議事項）を審議するための場、部会は法定付議事項以外を審議するための場で、たとえば、医療分科会：医療法の規定に基づく特定機能病院などの審議医療部会：一般的な医療提供体制、広告規制などの審議である。

第七章　日本の医療政策における対立の本質

さて、前章まで、医療政策を導く背景である、歴史、学問、海外の状況、さらには政策決定のプレーヤーたちの状況や行動様式を眺めてきた。

ここ数年、政府の政策は混迷を極めている。そのなかでも医療については利害関係者の誤解に基づくと思われる混乱が特に目立つ。本章では、現在の医療政策に、どのような混迷がみられるかを説明していこう。

ニーズの変化に伴う軋轢

前国立社会保障・人口問題研究所所長の京極高宣は、日本の社会保障の政策について、つぎのように述べている。

「(日本の社会保障の政策の考え方のひとつは) いわば目的論的アプローチといえるもので、例えば日本国憲法第二五条の生存権に基づいて、国民の生存権・社会福祉権をより実現すべく

福祉政策が展開されてきたとみる見解がその一つである。（中略）

これらは、社会福祉の本来的な目的がよりよく実現されていくことが福祉政策の発展を促すという目的論的アプローチに基づいているものである。

もうひとつは、いわば機能論的アプローチである。例えば、国民の福祉ニーズは時代と共に地域ごとに多様であるが、社会福祉は不変的なものではなくそうした国民の福祉ニーズに対応して変化していくとする見解がそれである。この見解は、ニーズ論をベースとしており、戦後初期の生活保護中心の時代から高度経済成長期の福祉施設整備の時代への変化には、国民の福祉ニーズが貨幣的なものから非貨幣的なものへ移行することの反映があるとしている。

しかし、国民の福祉ニーズが変化しても、社会福祉の供給体制は自動的に変化するというものではない。それだからこそ、新たな福祉ニーズと既存の社会福祉制度との矛盾と軋轢《あつれき》が生じ、そこから福祉改革が必然化するといえるのである（注1）」

この論は福祉についての論であるが、医療に関してもほぼ同じである。第二章でみてきたように、医療に対するニーズが変化し、その新たなニーズと旧来のニーズに対応してきた制度との軋轢により種々の問題が起きてきている。

近年（ここ一〇年から一五年間）における日本の医療政策の混迷の本質については、これまで争点が明確ではなかったが、本章ではいくつかの対立をもとに、前章で叙述した方法論であるプレーヤーの分析を使って、混迷の本質を明らかにしたい。

プレーヤーの対立分析

まず、プレーヤー同士の軋轢のいくつかを分析していこう。医療政策をめぐる主なプレーヤーは、前章でみたように医療提供者、保険者、患者の三者であるので、最初にこの軋轢についてみていこう。

医療（者）vs. 保険（者）

行った医療に対してお金をもらう側と、お金を払う側という視点で考えれば、医療者と保険者は対立構造にある。医療者は出来るだけ収入を増やしたいし、支払う側は減らしたいと考えるだろう。

しかし、医療側と保険側が真に対立構造にあるのかどうかはわからない。病気が減れば、そして昔日本で流行《はや》ったＰＰＫ（ピンピンコロリ）という言葉が示すような、健康で長生きし長患いせずに亡くなるということが実現できれば、患者は満足である。保険者にとってもメリットがある。

アメリカのように民間による医療提供が中心の国であっても、経営効率化のために医療提供者と保険者が合体して統合した組織を作るといった動きもある。

ただ、両者にある程度の緊張関係がないと、無駄な医療費が使われるおそれがある。この視点に立って、かつ、旧来は医療者が保険者に対して立場が強すぎたのではないかという議論を基にして、現在提唱されているのが、保険者機能強化論である。

日本は、諸外国に比べ保険者が弱い立場にあるので、この保険者機能強化の議論は今後も繰り返し行われるであろう。

保険（者）vs. 患者

お金を払う側と受益者である医療をしてもらう側という視点で考えれば、保険者と患者は対立構造にある。しかし、通常、何かを提供する人、たとえばレストランと受益者のお客は対立構造にない。それは、おいしい料理を食べるという受益とその代金を支払うという負担の関係が明確であるからだ。医療の場合には、医療の提供者と患者の間に支払いをする第三者の保険者がある。そして、医療保険の場合には、公的な保険はもとより、私的な保険であっても助け合いの仕組み、すなわち互助の要素があるために、自分の支払ったものと自分の受けたサービスとの対応関係が明確ではない。ここに、相互の対立関係が生まれてしまう要素がある。

日本の公的皆保険では従来、給付範囲が広く、自己負担の費用も少なかったので、この対立関係はこれまであまり表面化してきていないが、民間の保険会社による医療保険では、被保険者への保険金不払いをめぐる問題がある。たとえば二〇〇五年には、大手生命保険会社が医療特約をめぐって正当な理由がないままに保険金や給付金を支払っていなかったとして金融庁の行政処分がなされている。

私的保険は加入することが目的ではなく、支払われるべきときに正しく支払われることが目的である。不払い問題とは、加入者が正しく支払われていないと感じたときに起きる。

公的な医療保険の場合には、保険料自体が強制なので、たとえば高度先進医療を自己負担分のみで受けられると思っていたのに、それができなかった、といった、制度の告知不足のような場合にこの問題が顕在化する。

患者 vs. 医療（者）

患者と医療者は本来対立関係にはない。共通の目標は、たとえば病気を治すことである。しかし、近年、医療事故などの訴訟が起き、その件数も増えている。対立関係の顕著なものである訴訟の増加は、医療者と患者の信頼関係がなくなってきていることを示す。もちろん、医療者側にミスなどがある場合は当然ともいえるが、最近のモンスターペイシェントのように、理由がないのに、あるいは医療の不確実性を理解しないでクレームや訴訟を起こす例が多くみられるようになってきた。

これはまさに、医療制度という国の基本といえるものをゆるがす問題と考えられる。本書で、国民の目線を強調したのは、まさにこの対立関係を是正するのも医療政策の大きな役割だと考えるからである。

医療界 vs. 小泉政権——財界主導の産業主義志向と財政主導の市場原理主義志向の混乱

ついで、近年の医療政策をめぐる医療界と政府（小泉政権）の間の主義主張の対立の混迷をみてみたい。

最初に、財界主義と市場原理主義の混同がある。

竹中治堅（『首相支配』）は一九九四年からこれまでに、次の五つの変化が政治に起きたという。

①政党の間で競争が行われる枠組みが定まり、主要な政党として、自民党と民主党が競い合うようになった

②首相の地位を獲得・維持する条件が変わり、世論から支持を獲得することが何にもまして重要な条件となった

③首相の権力が強まった

④行政改革が行われ、国の行政機構が一府一二省庁に再編された

⑤政治過程における参議院議員の影響力が高まった

特に、②に関しては、政治家、特に首相のテレビ・メディアへの露出がきわめて頻繁になり、そしてテレビ・メディア自体の政治的な役割の拡大という流れに乗ることで非常に大き

なインパクトを持った。これを効果的に利用したのが小泉元首相であった。このように、政治も変化している。この変化のなかで、小泉政権においては財界主導で政策誘導が行われる度合いが上がったと考えられる。

さて、財界とは何か。川北隆雄（『財界の正体』）によれば、経済界の利益を政治的アリーナで実現しようとする集団をいう。彼らは、「経済界全体の利益は個別企業や個別業界の利益と対立することもあり得るから、財界は、個別企業、個別業界の主張を取り込みながら、それらを調整して企業横断的、業界横断的な利益を政治的アリーナで実現しようとするのである」という。

主な財界のメンバーとしては、日本経団連、日本商工会議所、経済同友会が挙げられる。財界は、医療費を企業の負担としてしか捉えず、その削減を主張した。民主党政権のように医療を産業として育成するという立場をとらなかったのである。

本来なら、財界主導で行われる政策誘導は産業主義になり、必ずしも小さな政府を強調する市場原理主義と同じではない。合理的な個人を基本とし個々の競争（理想としては完全競争状態）を求める新古典派的な市場主義と、企業が寡占状態や独占状態になることで、（超過）利潤を得ることを目的にする財界主義の論理とは明らかに違う。しかし、このときには医療は産業ではないとされていた。

世界的に進行しつつあるIT化、それに伴う情報のグローバル化は、その帰結として強い消費者主権つまり市場原理主義と親和性がある。消費者主権を唱えるのは都市型の政党に多い。

つまり、自民党政権の支持基盤のなかでも都市型の要素を強く持つ小泉内閣には、市場原理主義の要素が強くなる背景があった。いっぽう、小泉内閣は医療を明確に産業と位置づけておらず、そのため医療に対しては支出削減を目指す財政主導の市場原理主義となった。いいかえれば、医療を成長産業としてではなく、コスト増の要因としてしか考えてこなかったために、支出削減を志向していたといえる。

それゆえ、医療費の自然増に対して年間二二〇〇億円の削減目標を示すなどしたのだが、そのために、医療界との対立が目立つことになった。ここに、産業主義と市場原理主義の混同がみられた。

いっぽう、民主党は市場原理主義というより、医療を含めた産業主義をとっている。この違いをみるうえでは、ハーヴァードビジネススクールのマイケル・ポーターの立場が面白い。ポーターはもともと経済学者であったが、産業組織論を基にした経営学者になる段階で、考え方をひっくり返した。それまでは、経済学的に資源配分を考える立場であったのを、逆に、企業の立場でどのような市場環境を作るのがふさわしいかを考えて主張するようになったのである。企業が自社に有利なポジショニング戦略をとることで、利潤が少なくなる完全競争の状態から逃れる手法を説いたといえよう。

また、医療経営についても、同じハーヴァードビジネススクールのレジナ・ヘルツリンガーが消費者主権の市場原理主義で、患者と医療提供者の情報の非対称性をなくし、消費者が医療購入の是非を決め、選択するべきであるという考え方、いわゆる新古典派経済学の立場であるのに対し、ポーターは産業組織論の視点で情報の非対称性の存在を前提として、むしろそこに代理人が必要になるという考え方をとる。もっともポーターは産業主義をとっていてもアメリカを基に考えているので、この代理人が保険者であったりする。つまりポーターは、競争主義に基づき、保険者同士の競争を重視する。(注2) 逆にいえば単一の保険者は、権限が集中しすぎるので否定する。

以上をまとめると、立場が三種類あることになる。

①財政主導の市場原理主義：結果的に小泉内閣が志向した政策

②財界主導の産業主義：民主党は当初は財界と距離を置いていたが、政策としては産業主義であった。また野田内閣になってからは、財界との距離も近くなった。ポーターに近い

③真の市場原理主義：アメリカの経済学者のフリードマンや前述したヘルツリンガーのとる立場。情報の非対称性をなくせば消費者がすべて決定できると説く

いずれにせよ、医療界はこの差異を理解せずに、反市場原理主義として、反小泉キャンペーンを張っていたと思われるし、その差異を理解していないことが次の項で示す産業主義と

財政至上主義の混同にもつながっている。

日本医師会vs.民主党——医療を産業とみる産業主義と医療をコストとみる財政至上主義の混同

民主党と日本医師会の対立では、産業主義と財政至上主義が混同されている部分がある。前述したように小泉内閣では財界主義の要素があったが、結果的に市場原理主義となり、医療費の抑制に主眼が置かれた。いっぽう、民主党は新成長戦略にみられるように医療本体を産業として育成、成長させるという産業主義をベースにした産業政策を主張している。

産業という以上、補助に頼らず自力で収益を得ることを理想にするモデルであり、この点は、自民党、特に小泉政権が打ち出した社会保障政策、たとえば補助金は出すが医療をコストとみる財政至上主義のスタンスとはかなり異なっている。

また、大学病院や病院の医師は市場主義に近い面もあり、産業として医療をとらえる産業主義や市場主義は高度な医療を目指す一部の医師にとってのやりがいにつながる。たとえば、ときどき医療界で話題になるものに、疾病に対する自己責任論やドクター・フィーがある。ドクター・フィーとは、アメリカの病院やヨーロッパ、アジアでも株式会社病院にみられる仕組みで、原則的には診療報酬において技術料として医師へ支払われるドクター・フィーと病院への支払いであるホスピタル・フィーが分離しており、ドクター・フィーは医師が全部受け取るという発想である。医師の技量や専門によって、ドクター・フィーの価格設定は異なるが、現実には、病院で手術をしたり、看護師の助力を得たりするので、その分の費用を医師側が後で病院に支払うという形態になる。ドクター・フィーによって患者は高い費用を支払わなければならなくなる可能性が高い。

また、疾病に対する自己責任論とは、極端にいえば「自分の病気は自分で責任を持ちなさい」ということになる。

このふたつは同じ考え方の両面であり、ドクター・フィーは、技術があってレベルが高い医療をしているのであるから消費者がそれに高いお金を払うのは必然ということだし、疾病に対して医療を受けるのか受けないのか、また、どんな水準の医療を受けるのかは、すべて自己責任での選択ということになる。もちろん、レベルが低いのであれば安い、というわけである。

「医療機関はコンビニのようであるべきである」といった主張も、価格競争や過度の利便性を重視する市場原理に依拠した主張であることもわかる。

この産業主義と財政至上主義の対立は、官僚のなかでの勢力争いという視点からみれば、経済産業省と財務省という二大主流官庁の争いといってもいい。

医療政策は、第六章で説明したように、公衆衛生モデルと治療モデルのふたつに大きく分類されるが、ここにきて治療モデルに似ている産業モデルが新たに登場したことを示している。産業モデルとは医療を産業として伸ばしていこうということであり、背景には医療技術の進歩がある。つまり、医療技術の高度化、それに伴う高額化、いいかえれば高付加価値化があるため、成長産業であるということだ。

成長戦略は当該産業への保護であるから、その帰結として医療費増大もありうる。いっぽう、市場原理主義は、極端な消費者主権の考えでコスト削減につながってしまう可能性がある。その意味では、前述した市場原理主義や財界主義は、医療をコストと考える点で財政至上主義と親和性がある。しかし、民主党は医療を産業として位置づけたので、必ずしもコスト削減一辺倒にはならないはずである。

技術は「何か」を解決したくて使用されるものだが、その「何か」とは医療の世界では、病気の診断や治療に代表される。しかし、廉価に何かを行うための技術は、医療界では重視されてきていない。今後は廉価にするための技術開発も必要である。もちろん、医療は付加価値が高いものなので、やみくもな価格競争はよくないかもしれない。しかし、それも、医療が産業とみなされれば変化が起きる部分であろう。

企業がより利潤を出すための方策も二種類あることに気づくことが重要だ。ひとつは企業の内部に注目することで、これはコストダウンや組織の効率性を求める手法である。もうひとつは企業の外部に求める方法で、市場が大きくなればあるいは組織が大きくなれば、販路開拓が容易になったり、原材料を安く購入できたりする。後者は市場原理的な考え方ではない。企業同士の合併はコストを下げるため、競争力を高めるために産業政策では重視されている。医療法人であっても例外ではなく、今後は医療法人同士の合併が進むことが期待されている。

このように、財政至上主義は医療費削減につながるが、産業主義ではむしろ医療費が増える可能性もある。

日本医師会では一部に医療は産業ではない、との主張がみられるが、これは産業を営利を目的とする企業活動と受け止めているためで、経済学的にいえば、産業とは営利非営利にかかわらず製品、サービスの生産、分配にかかわる経済活動すべてを指す。むしろこれからは、この意味での産業として医療を育てていく姿勢も重要ではなかろうか。もちろんこれは社会保障としての医療を否定することではない。

民主党の産業政策の概要

民主党政権では、増加する医療費をカバーするために、高度成長期の社会保障としてではなく、医療産業の特色である雇用創出力、新規技術にも注目し、医療を成長産業と位置づけた。

これは、ライフイノベーションによる健康大国戦略というコンセプトであり、この基本方針では、二〇二〇年までの目標として「医療・介護・健康関連サービスの需要に見合った産業育成と雇用の創出、新規市場約四五兆円、新規雇用約二八〇万人」を掲げ、次のような施策が示されている。

・医療・介護・健康関連産業の成長産業化
・日本発の革新的な医療技術、医薬品、医療・介護機器の研究開発推進
・医療・介護・健康関連産業のアジア等海外市場への展開促進
・バリアフリー住宅の供給促進
・医療・介護サービスの基盤強化

このなかで、「日本発の革新的な医療技術、医薬品、医療・介護機器の研究開発推進」については、「安全性が高く優れた日本発の革新的な医薬品、医療・介護機器の研究開発を推進する。産官学が一体となった取組や創薬ベンチャーの育成を推進し、新薬、再生医療等の先端医療技術、情報通信技術を駆使した遠隔医療システム、ものづくり技術を活用した高齢者用パーソナルモビリティ、医療・介護ロボット等の研究開発・実用化を促進する。その前提として、ドラッグラグ、デバイスラグ解消は喫緊の課題であり、治験環境の整備、承認審査の迅速化を進める」と記されている。

「医療・介護サービスの基盤強化」については、「高齢者が元気に活動している姿は、健全な社会の象徴であり経済成長の礎」としているものの、「既存の制度や供給体制は、近年の

急速な高齢化や医療技術の進歩、それに伴う多様で質の高いサービスへの需要の高まり等の環境変化に十分に対応できていない。高齢者が将来の不安を払拭《ふっしょく》し、不安のための貯蓄から、生涯を楽しむための支出を行えるように医療・介護サービスの基盤を強化する」と提言している。

「具体的には、医師養成数の増加、勤務環境や処遇の改善による勤務医や医療・介護従事者の確保とともに、医療・介護従事者間の役割分担を見直す。また、医療機関の機能分化と高度・専門的医療の集約化、介護施設、居住系サービスの増加を加速させ、質の高い医療・介護サービスを安定的に提供できる体制を整備する」と明記している。

政府は、「これらの施策を進めるとともに、持続可能な社会保障制度実現に向けた改革を進めることで、超高齢社会に対応した社会システムを構築し」、「すべての高齢者が、家族と社会のつながりのなかで生涯生活を楽しむことができる社会をつくる。また、日本の新たな社会システムを『高齢社会の先進モデル』として、アジア及び世界へと発信していく」としている。

これが実現できるかどうかには多くの議論がある。実際、政治の混迷のなかでこれを達成するには、強固な政権基盤が必要になるであろう。イギリスのサッチャーでさえNHS改革ができなかったことなども想起される。

しかしながら、本書でも繰り返し指摘しているように、医療の財源問題が無視できなくなった以上、消費税、社会保険料を増額してその財源を見出《みいだ》すのか、医療を産業とみなし、産業のなかで少しでもお金を確保することができるようにするのかは大きな選択になろう。

筆者の考えでは医療を通常の財政の考えの範疇《はんちゅう》にとどめるのでは限界があると思う。何度も繰り返してきたように、医療が産業としての側面を併せ持つからだ。

内閣府 vs. 厚生労働省――産業主義とかかりつけ医のふたつの方向性

近年、医療費は年間一兆円以上増加しているが、その要因として高齢化だけでなく、医療技術の進歩による医療費増加が顕在化している。

この医療技術の進歩には二通りの方向性があろう。

ひとつはいわゆる個別の進んだ医療である「先進医療」がある。

かつての「高度先進医療」制度、現在の「先進医療」は、以前に比べて急速に登録数が増え、二〇一一年十二月一日現在で、第二項先進医療技術（注3）九五種類、第三項先進医療技術（注4）三五種類が登録されている。先進医療は、厚生労働大臣が定めた評価療養のひとつとして、保険診療との併用を認められている。そして、ドラッグ・ラグやデバイス・ラグの解消を代表に新しい技術をどんどん取り入れようというのが内閣府の立場である。

また、先進医療に対する保障をする医療保険も発売され、好調な売れ行きを示しているという。こういった医療は、むしろ医療費を高くする可能性がある。

もうひとつの医療技術の進歩は、世界標準とでもいうべき医療を支える技術、たとえばＩＴのような技術である。代表例が電子カルテや遠隔医療になろう。こういった技術は、医療費を下げるものとして期待されている。医療にも着実にグローバル化そして世界標準の波が押し寄せてきているのである。

そして、これらふたつの医療技術の進歩を推し進めるのが内閣府の立場である。いっぽう、厚生労働省は、地域医療を重視する立場からかかりつけ医制度（総合医）を推進しようとしている。ここに対立軸がある。

議論の百家争鳴

民主党政権になり、従来とは異なって政治家が個人ブレーンを重用するようになった。また、インターネットなどのメディアの発達に伴い、多くの意見がさまざまな形で発信されるようになった。医療においても、これまでのような、医師会などの団体が業界の代表として地方の意見を吸収して、たとえば中医協のような場で医療費の支払い側などと意見を戦わせるという構図が少し変わってきているのである。

さらに、自民党政権と異なり、その分野ごとのボスがいないので、言い方を変えれば医療政策の議論は百家争鳴といえる。

安い日本の医療 vs. 年に何十万円もの自己負担がある患者たちの出現

近年、薬剤を中心に医療費の高額化が加速化し、患者の生活を圧迫し、医療費の増大を生んでいる。厚生労働省がまとめた二〇一〇年度の医療費の概要によると、七年連続で過去最高を更新し、三五兆三〇〇〇億円に達した。そのうち外来患者が使う薬の費用を示す調剤費は全体の約二割を占め、前年度比で七・九パーセント伸びた。

健康保険組合連合会の調査では、医療機関が発行する一ヵ月に一〇〇〇万円以上の高額レセプト（診療報酬明細書）の件数、つまり一人の患者の医療費の総額が一ヵ月当たり一〇〇〇万円以上に上るケースが一九八六年からの二二年間で一〇倍以上に増えたという。一ヵ月で一〇〇〇万円以上のレセプトが初めて登場したのは一九八六年度で、この年は一二件、二〇〇七年度に過去最多の一四〇件、二〇〇八年度は一三四件に上った。これまでの最高額は四〇〇七万三三一〇円だった。毎月のように一〇〇〇万円超の医療費がかかり、年一億円を超す患者もいるという。今後もこの傾向は続くだろう。経済的負担から治療中断に追い込まれる患者も増えている。月々の負担は高額療養費の負担以下の金額ではあるが、収入の少ない患者にとっては自己負担している金額が問題になる。

筆者の経験でも、「高額なリューマチ薬剤を月に投与する回数を減らしてほしいのだけれど、効果が下がるのが心配である」とか、「抗がん剤の外来での自己負担に耐えられない」といった相談がある。

この問題については、内閣府や厚生労働省も問題視し、高額療養費制度(注5)について、こういった患者負担が多くならないようにする改革が進むと思われる。

高額療養費制度改革を、たとえば、ペイ・アズ・ユー・ゴー原則(注6)に基づいて行うとすれば、どこかに財源を求めることになる。フランスのように一回の医療機関受診に対して一〇〇円とか二〇〇円とかの金額の支払いを求め、総額で六〇〇〇億円といわれる高額療養費制度の財源にしようという試案もあったが、この案は導入が断念された。

もちろんペイ・アズ・ユー・ゴー原則は重要であるが、今後、すべてに財源が見つけられるわけでもない。

そうなってくると、国としては、医療費削減を社会保険という制度で行うのか、スウェーデンのように国民の意識改革で行うのか、という選択が出てくる。国民の意識改革によって行うとは、たとえば、無駄な診療を省くとか、救急車をむやみに呼ばないとか、胃瘻《いろう》を作らずに末期医療をある程度の線でやめる、といったことであろう。もちろん、一つ一つの制度に患者がコミットすることは不可能であるが、どこまでが患者の決定権なのか、という議論も必要になるであろう。

医療界 vs. 経営学

これまでの厚生労働省や医師会の考え方には、経営学的な要素は考慮されていないようにみえる。たとえば、「経営とはお金儲けのことなので、医師が学ぶ必要はない」「医師は強制されなくても自分で学ぶから、教育の必要はない」「医師に経営の教育は必要ない」「〝患者〟ではなく、〝患者さま〟と呼べとはどういうことか」などは、経営学に対してこれまで医療界から出されてきた意見である。一部には正当な意見もあるが、それらの多くは経営学を表層的に理解したものといえる。

以下、その理由を順に述べる。「経営とはお金儲けのことである」という主張は適切ではない。いまや経営学の範囲は非常に広範囲になっている。そのなかにはリーダーシップ論、組織論、人事評価の技法、顧客（患者）満足といった、医療機関においても学ばなければならない非常に多くのことがある。

「医師は自分で学ぶから、教育の必要はない」という点も、医師への教育を学会まかせにして、自らは医師たちの研修日数も十分に設定してこなかった医療側の問題がある。諸外国では株式会社であっても民間のほうが、質の担保をする、という見方がある。これは、まさに民間のほうが人材に投資をする（教育をする）からである。

同じように、「医師に経営の教育は必要ない」という主張もどうだろうか。アメリカやヨーロッパや他のアジアの株式会社病院のように、院長には経営がわかっている人（経営がわかっている医師などの医療従事者も含む）がつき、医師は外部からの技術提供者に徹すれば別だが、医師が病院でもリーダーであるのであれば前述した経営学の方法論たとえばリーダーシップ論、組織論、人事評価の技法、顧客（患者）満足などを学ぶ必要は大いにある。

いっぽうで、厚生労働省や東京都などが一時期主張していた、「患者さまと呼べ」といった主張には問題が多かった。これは、患者を顧客と捉えて、他のサービス業のように「～さま」と呼ぶようにすべきであるという主張に基づいているが、医療のような高度なサービス業において、顧客（患者）満足は、単に「～さま」と呼ばれることで醸成されるものではない。

日本企業は、最近でこそかなり株主の影響を受けるようになったが、それでも従業員の成長を一義にしている会社も多い。たとえば、「松下電器は何をつくるところかと尋ねられたら、松下電器は人をつくるところです。あわせて電気器具もつくっております。こうお答えしなさい」と、松下幸之助はいっていたという。その意味で、医療界が企業に学ぶ姿勢も重要と思われる。顧客重視だけでなく、従業員重視も必要である。

民主党 vs. 官僚

本章の最後に、民主党と官僚の関係について解説したい。まず、自民党政治家と官僚との関係について改めてまとめておこう。両者の関係を、どう説明すべきかについては、今でもさまざまな見解がある。しかし、再度確認しておくべき点は、終戦直後の官僚制の自律性はかなり大きく、その後も組織やネットワークの資源を使うことによって、人事権を軸として一定の自律性と影響力を維持していたことである。自民党政権時代に官僚がとった手段は基本的にふたつある。

ひとつは、政策の立案・実行過程を緻密《ちみつ》な積み上げ方式で丹念にやり抜くことである。旧大蔵省の予算編成プロセスがその典型である。時間のない政治家には到底まねができない作業を組織的に統括することによって、実体を握り影響力を確保するのである。これは各種の審議会と事務局の関係も同じである。忙しい有識者や委員の代わりにその意を汲《く》んで、あるいは一部は自分たちの主張も入れて報告書の原案を作るのである。

もうひとつは、自民党に反対されないようにするため、あらかじめ自民党有力者や族議員の考え方を探り、彼らの利害を盛り込む形で原案を作成するという行動パターンである。これも官僚というイメージと合わないかもしれないが、実際、有力な官僚には、その技量を買って後押しをしてくれる、いわばパトロンのような財界人や政治家がついていることが多い。特に、自民党政権時代には、官僚は、族議員との日常的な接触に加え、自民党内の政策プロセスに深く入り込むことによって、非常に丁寧に調整を行っていた。こうして、自民党が官僚の言いなりになっていたのか、それとも官僚が自民党の統制に従順に服していたのか、どちらともいいにくい状況に近づいていたのである。

民主党政権になってこの状況は一変した。確かに、この官僚と政治家が一体になっているシステムが、外部からは不明瞭《ふめいりょう》で打破すべきものにみえたのはまちがいない。

しかし、民主党議員は優秀な手足を失ってしまうことになった。手足という意味には二通りある。ひとつは、政策立案および決定のためのサポートとしての意味である。これらには、総合的な知識は必要であるが、必ずしも官僚の協力が必須というわけではなく、アメリカのように民間シンクタンクや学者がサポートすることも不可能ではない。これまでの日本ではシンクタンク不在という面が指摘されてきたが、民主党においては、「構想日本21」のようなシンクタンクもサポートにまわっていた。問題は、政策の実行である。こればかりは、外部のものではできず、官僚の手を経ることが必要となっている。官僚を上手に使いこなせない、ということが政策の進展を遅くしてしまう可能性がある。

ただ、民主党の政策運営を擁護すれば、各省の政務官がその間に入ることになっていることから、特に規制制度改革のような省庁横断的なものについては、この政務官同士の折衝が比較的うまくいく可能性がある。

本章では、医療におけるいくつかの論点を二者の対立構造としてとらえなおすことで、現在の問題点とその本質を追求してみた。第八章では、これらの分析を踏まえて、最初に提示した問題を考え直してみたい。

（注1）京極高宣「日本の福祉政策についての試論」『MS&AD基礎研REVIEW』第八号、二

〇一〇年八月

（注2）ここではポーターは保険者の立場に立ってはいないが、この考え方は、管理競争のマネジドケアの考え方である。

（注3）第二項先進医療技術とは、高周波切除器を用いた子宮腺筋症核出術など、薬事法の承認・認証・適用のあるもの。

（注4）第三項先進医療技術とは、根治的前立腺全摘除術における内視鏡下手術用ロボット支援など、薬事法の承認・認証・適用はないが、高度医療評価会議による安全性と有効性の確認されているもの。

（注5）高額療養費制度とは、「公的医療保険における制度のひとつで、医療機関や薬局の窓口で支払った額が、暦月（月の初めから終わりまで）で一定額を超えた場合に、その超えた金額を支給する制度」（厚生労働省ＨＰ）である。

（注6）恒久的にお金のかかる政策を始めるときに、必ずその財源を見つけなければいけないという財政ルールをペイ・アズ・ユー・ゴー（pay-as-you-go）原則という。

第八章　日本の医療の今後と政策への提言

問題提起に対して

第一章での問題提起は下記の通りであった。

①国民皆保険をどのようにして維持するか
②公定価格である医療の価格決定をどう考えるか
③公的な要素がある規制に対する緩和問題をどう解決するか
④医師数の問題をどう解決するか
⑤医療費の財源問題をどう解決するか

本章では、これまでの説明を踏まえて、これらの疑問点について今後の方向性を示してみたい。

まず、①の国民皆保険については、第二章で考えた日本の医療の歴史をみても、第五章での諸外国の動きをみても、国民皆保険あるいは税による医療の保障が日本では今後も必要であると思われる。特に、アメリカあるいは過去の他国の歴史にみられるように医師の組合である医師会が皆保険に反対していないのであればなおさらである。

つぎに、②の公定価格である医療の価格決定の問題については、今後は、診療報酬決定のプロセスについての議論が必要となるだろう。特に、公的給付の範囲と価格が同時に決定されている点については再検討が必要となろう。もちろん両者を一体としてみる考え方もある。民間の保険会社であれば、保障の範囲と保険料はパッケージで決定されている。しかし、公的給付の範囲はその国の医療レベル全体を決定するという側面がある。現代の日本では、高度で高額な医療が多くなってきたからなおさらである。したがって、給付範囲の決定に、HTAなどの経済的な要素を入れるのかどうかも含めて、診療報酬決定のプロセスについての議論が必要だろう。

規制改革の問題

③の「公的な要素がある規制に対する緩和問題をどう解決するか」については、地方主権や産業政策との関連で考えてみたい。

民主党政権下では、内閣府と経済産業省が中心に作成した新成長戦略において医療を産業と位置づけた。そのために、現場中心、厚生労働省中心で医師会や保険者が周辺から意見をいうという従来の医療政策の決定プロセスに変化が生じている。

新成長戦略では、現在開発中の最先端技術の多くが、医療というサービスを出口として提供されるという点が強調されている。現代の先進国では、人々は新たに欲しいものが少なくなっている。この状況に鑑《かんが》みれば、古来、ひとが求めつづけても得られなかった、永遠の健康である不老長寿への願望、あるいはそこに少しでも近づこうとすることが、人々の究極の願望であることはいうまでもない。そのニーズを満たすべく、市場や消費者のニーズからすべてがはじまるという「マーケットイン」での開発が多くの企業で行われている。

これは、医療が最先端技術の研究開発という視点、および新しいサービスの創出による内需の拡大、というふたつの産業政策の視点を持つことを意味する。

産業政策と社会保障の衝突はあるのか？

ここにひとつの衝突が起きる。すなわち、産業という視点では、よりよいもの、差別化されたものを商品やサービスとして売り出したい。すなわち、ケインズのいうアニマル・スピリッツ(注1)のようなものがその動機になる。

いっぽうで、社会保障という視点からは、このようなものはなかなか医療の動機にはならない。平等が尊ばれ、むしろ、「ヒポクラテスの誓い」や「ナイチンゲール憲章」のように、利他的な行為が尊いとされているからである。

ただ、ここで忘れてはいけないのは、社会保障と経済発展の両立は新しい概念でも難しい概念でも何でもなく、むしろ、高度成長期の末期に財政制約が少なくなり、日本が普遍主義の社会保障への舵を切ったときに、忘れられてしまった視点であるということである。

ここで選択肢を考えるにあたって、学問的には三つの視点があるのではないかと筆者は考える。一つは社会保障と経済成長の問題、ついで雇用の問題と産業連関による分析、さらに医療を成長分野としての産業としてみていこうというものである。最後の医療が成長分野の産業であるという点はバイオ産業や再生医療などの隆盛を指摘するにとどめて、まずは、旧来からいわれている、社会保障は経済成長に貢献しているという主張をみてみよう。

岩本康志のレポートによれば、

「ハーバード大学のカットラー教授とデューク大学のリチャードソン氏の一九九九年の研究によると、七〇年から九〇年にかけて米国民一人が生涯に使う医療費は二万五〇〇〇ドル増加したが、健康寿命の伸びによる経済価値の上昇は医療費増の四倍近い九万五〇〇〇ドルにもなると推計している。健康寿命の伸びには医療以外の要因もあり、医療サービスの貢献度がどれくらいか確定するのは困難だが、相当の貢献があるのは確実であり、医療費の増加は全体として有益だったと考えられる」

という。

その後の複数の研究も、この結論を支持している。わが国では、福井唯嗣の研究によれば、一九九〇年から九九年にかけて、医療費増の四倍弱の健康寿命伸長による経済価値の増加があった。また、内閣府の河越正明の研究では一九七〇年から二〇〇五年までの期間に、医療費増の約一〇倍の経済価値の増加があったことが報告されている。

また、岩本は、

「スタンフォード大学のホール教授とジョーンズ教授による〇七年の研究は、医療費が個人の選択で決められる場合、経済成長によって所得が上昇すると、医療費の対GDP比が上昇することを指摘している。その恩恵を享受できる健康寿命を延ばすことにある。所得が上昇すると、医療サービスの目的は健康寿命を延ばすことにある。同じ医療行為でも、健康寿命を延ばす経済的価値は所得上昇後のほうがより大きいため、医療サービスにより多く出費することが正当化される」

とレポートのなかで述べている。このように少なくともアメリカでは実証研究で医療の経済効果が証明されているのである。

医療の雇用創出効果

二つ目の視点として医療産業そのものの雇用創出効果があげられる。医療は多くの雇用を創出できる産業であるため、成長戦略に含まれるという点がある。これは、医療が労働集約

	2008年	2025年
入院・介護施設	186万人/日	260万人/日
医療・看護職員など マンパワーの必要量	385万人	669.1万〜684.4万人
医療費（年度）	34兆円	68兆〜70兆円

表8-1　医療の雇用創出効果（2025年までの医療にかかる経費や人員の試算。社会保障国民会議）

的な仕事であることが理由になる。

実際、松山幸弘『医療改革と経済成長』によればアメリカでは一九九九年から二〇〇九年の一〇年間で、医療にかかわる雇用者数が二八九万人増加（ただし増加が多いのは外来・在宅系）したという。また日本でも表8-1のような推計がある。

ただし、この雇用創出効果には注意が必要である。医療自体は労働集約的なサービスであるが、普通のサービスと単純に比較できない点もあるからである。

それは、医療自体が、生命や人権にかかわるサービスであるために、そのサービス提供者に高度な倫理観が要求される点、最先端の技術を使いこなすスキルが要求される点である。したがって、誰もが行いうるサービスではないという意味では、雇用の創出には一定の限界があるが、逆に医療サービスに携わるための教育といった別のサービス産業との関連も高いともいえる。

このように、産業としての視点でみると、雇用拡大の効果も併せ持つ。しかし、この点については筆者は多少慎重である。雇用促進効果は確かにあるものの、現実の医療の仕事が過酷であることを考えると、ある程度の報酬増が必要であるが、財源を社会保険や税のみで考えた場合には十分な報酬は見込めない可能性が高いので、どこまで雇用を生み出す効果があるのか疑問である。京極高宣も違う視点ではあるが、社会保険や税を財源とする雇用の拡大のみでは、日本経済全体を維持することは難しいと述べている。

産業連関による分析

しかし、それでも京極は『社会保障と経済1』で、医療経済研究機構での産業連関表の分析において、医療分野の生産誘発効果は、サービス部門の平均より高く全産業の平均に近い、さらに生産が所得増を生み、その分消費を拡大し、消費財の生産を誘発するという追加係数を加味した場合には全産業平均より高いという。また、雇用誘発効果（当該部門の大きさが一〇〇万円分増加すると、当該産業および他産業の雇用を何人増加させるかという波及効果）については、医療分野は全産業平均より高く、京極の粗い試算では二〇二五年に約四八兆円の市場規模で五二八万人の雇用創出効果があるという。

三つ目の視点は医療産業自体が二十一世紀の重要産業であるというもので、このことは本書ですでに述べた。

地域主権が可能か

自民党も民主党も地域主権を目標にしている。新自由主義的政策は地方を疲弊させたといわれる。それまでは、戦後の長きにわたって「国土の均衡ある発展」というスローガンのもとに、地方に公共事業を配分することによって、国民としての一体的な意識の陶冶《とうや》に成功していたといえよう。一億総中流の考え方である。

したがって、少なくとも小泉政権期までは、「都市」と「地方」の利害対立が顕在化することはなかった。だが、小泉政権下で、「都市」と「地方」の対立が明確になってきた。市場原理が必ずしも成り立たない、疲弊した「地方」に存在する保守的な住民は、「都市」の住民を優先する自民党に失望した。すなわち、小泉政権下でその体質を新自由主義的に変容させてしまった自民党との距離を感じるようになった。日本政治における保守主義と自由主義の乖離《かいり》の出現である。

保守主義とは、その言葉通り、変わらないことをよしとする。あるいは変わるにしても漸進的な変化をよしとする。

もともと自民党は、「地方」の農林水産業従事者や公務員などのパブリック・セクターを中心とする「保守主義」層と、「都市」の商工業従事者や民間企業であるプライベート・セクターを中心とした「自由主義」層の、両者を中心的な支持基盤に持つ包括政党であった。

しかし、本来これは相いれない。新自由主義かどうかは別にして、「都市」の住民は「地方」の住民ほど保守的ではないからである。これは、アメリカでの二大政党が、「都市」を中心基盤とした自由主義（リベラル）[注2]の民主党と、南部などの「地方」を中心とした保守的な共和党に分かれることからもうなずけるであろう。

自民党は、政策的には「地方」からの離別を選択したと考えられる。それは必然的に、「自由主義」と「保守主義」の乖離を招き、「都市」と「地方」の政策的な対立を招来した。この「都市と地方」の対立に、民主党を中心とした野党は注目し、自民党政権への批判を強めていくこととなったのである。その結果、民主党政権が生まれた面があり、民主党としても、自民党とは違う形での地方への配慮が問われるところである。

医療の分野を地域主権で行うのかどうかは、議論の分かれるところかもしれない。世界的にあまり行われなくなった病床規制のような規制を地域ごとに緩和して、自由に病院経営を行わせるという方法もある。消費者に一番近いという意味では地域でいろいろな決定が行われたほうがよいであろうし、財源もスウェーデンのように原則的に地方にまわす（そもそも医療や介護は地方税で行っている）というシステムまで導入することができれば、議論の行方も違ってくるであろう。

しかし、いま議論されている地域での国民健康保険、協会けんぽを統合するといった保険者統合が起きた場合には、医療の場合には地域の特徴がでるというメリット以上に、医療技術における給付格差が顕在化する可能性がある。いいかえれば、日本という国のなかにいくつもの制度ができてしまうような感じであろう。また、患者は交通手段を持っているので、緊急性が低く根治的な治療(キュア)を中心とする医療においては、地域をまたいで受診する可能性が高く、実効性は減るだろう。

その意味で、日常生活の質を向上させるケア中心の介護保険が地域中心に制度設計されていることは評価されるが、それでも本当に地域主権で行われているのかはっきりしない。

したがって、まず、中央で行うべきことと地方で行うべきことの厳密な区分け、それも地方の場合には、県で行うのか市町村で行うのか、あるいは広域で行うのかといった区分を明確化することが重要になる。たとえば、医療保険においても、給付範囲や給付量は国が決定するものとして残し、保険料の設定や地域医療計画のみを地方の裁量とするといったことを考えてみよう。

しかし、国民健康保険では、すでに地域によって保険料は違っているし、そうした場合にでも混合介護が認められている介護保険よりも裁量が少なくなるので、これ以上どこまで個性を出すことができるのか、という疑問が残る。また、人材の問題も出てこよう。

さらに、高齢者保険をどうするのかという課題もある。ドイツやフランスなど社会保険制度で医療財源を調達している国では、保険者間でのリスク調整を行ったうえで各保険者での突き抜け方式を採用する場合が多いが、前述したように、保険者の機能や力が弱い日本でそれが可能かという問題がある。逆にそうでない方式にした場合には、地域でどこまで保険のマネジメントができるかという課題もある。

悪名高かった後期高齢者医療制度のような、年齢に応じて保険者を分離する分離独立方式のほうが、地域での介護保険制度との総合化をしやすいし、転職者が多い時代には適している。後期高齢者医療制度は傷病リスクの高い集団をリスクが低い若年の保険者から分離して、政府が税金でその費用を多く負担するという、理屈にかなう方式であったが、導入当時の批判は非常に大きかった。ちなみに日本医師会は当初はこの案を支持していた。

いずれにせよ、この問題は、非常に大きな問題なので、安易に地域主権の潮流に流されずに、この後で述べるような国の形を明確にしてから進めていくほうがよいのかもしれない。

医師数の不足と実際の増加との矛盾

つぎに、④の医師数の問題については、これまでの章ではあまり触れてこなかったので、本章で詳しく考えたい。

医師数は年々増加を続けているのに、医師が不足しているという。なぜこんなことが起きてしまうのであろうか。そのために、まず、厚生労働省の行ってきた医師需給の調査について概括したい。厚生省は一九八四年に「将来の医師需給に関する検討委員会」を発足させ、一九八六年に委員会意見として、二〇二五年には一〇パーセントもの供給過剰が見込まれるため、一九九五年をめどに医師の新規参入を一〇パーセント程度削減する必要があると報告した。また、一九九三年には「医師需給の見直し等に関する検討委員会」を発足させ、一九九六年にほぼ同じ趣旨の報告を行っている。もっとも新しい一九九八年の提案でも、二〇二〇年までに医師の新規参入を一〇パーセント程度削減する必要があると報告している。

それによって、日本の医師数はほかの先進国に比べて増加速度がおちたものの、総数では足りているはずであった。

しかし、実際には第一章で述べたように、地域によって、また分野によって医師の不足が著しいし、人の移動をともなう問題なので解決も難しい。

厚生労働省の予測が当たらなかった理由には、医師が専門分化していったことと、女性医師（出産などで働けない時期がある）の数が増えたことがあるという。

専門分化の悪い面

専門分化が進んだ点から医師不足を説明する理由としてはふたつの要因がある。ひとつは、医師がそれぞれ専門家として位置づけられたので、お互いが協力しなくなったこと、もうひとつは新たな需要が作り出されたことである。

たとえば、脳梗塞という病気を考えてみよう。死因でもベストスリーに数えられる疾患で入院患者数が多い。この分野の専門家としては、神経内科あるいは脳神経外科が考えられる。この疾患は発症直後は緊急の診断や投薬、手術など、専門医の技術が必要だが、それを乗り切ればその後の経過観察や投薬・リハビリなどは比較的専門性が必要なくなる。専門性が必要ないのに、引きつづき専門医が診つづけることが問題なのだが、この解決策は本書の一一七頁に述べたとおりである。

患者の側にも問題はありうる。たとえば小児科医が不足しているといわれるが、実は小児科医でなければ診断・治療できない病気はさほど多くはない。しかし、小児患者の親は小児科医を求める。かくして小児科医はいつも忙しくなる、というわけである。

さらに、専門性が強くなりその分野についての研究が進めば、新たな知見が生まれる。場合によっては、これが新たな需要を生み出す可能性がある。昨日まで行いえなかった治療法ができたので、医師の仕事が増えるということも当然ありうるのである。

こうして、総数がある程度いても機能あるいは生産性が低くなってしまったというのが現状であろう。また総数が足りなかったとしても、即戦力を持つ医師はすぐに養成されるものではなく、海外から輸入でもしないかぎり、医師不足は直ちに解消できるものではない。

診療科目ごとの偏在

診療科目ごとの偏在はすでに示されている（図8−1）。しかしこれは、医師同士の助け合いである程度改善できる問題である。仮に小児科医ではなくても医師であれば、診断治療がある程度は適切に行えると考えられるからである。

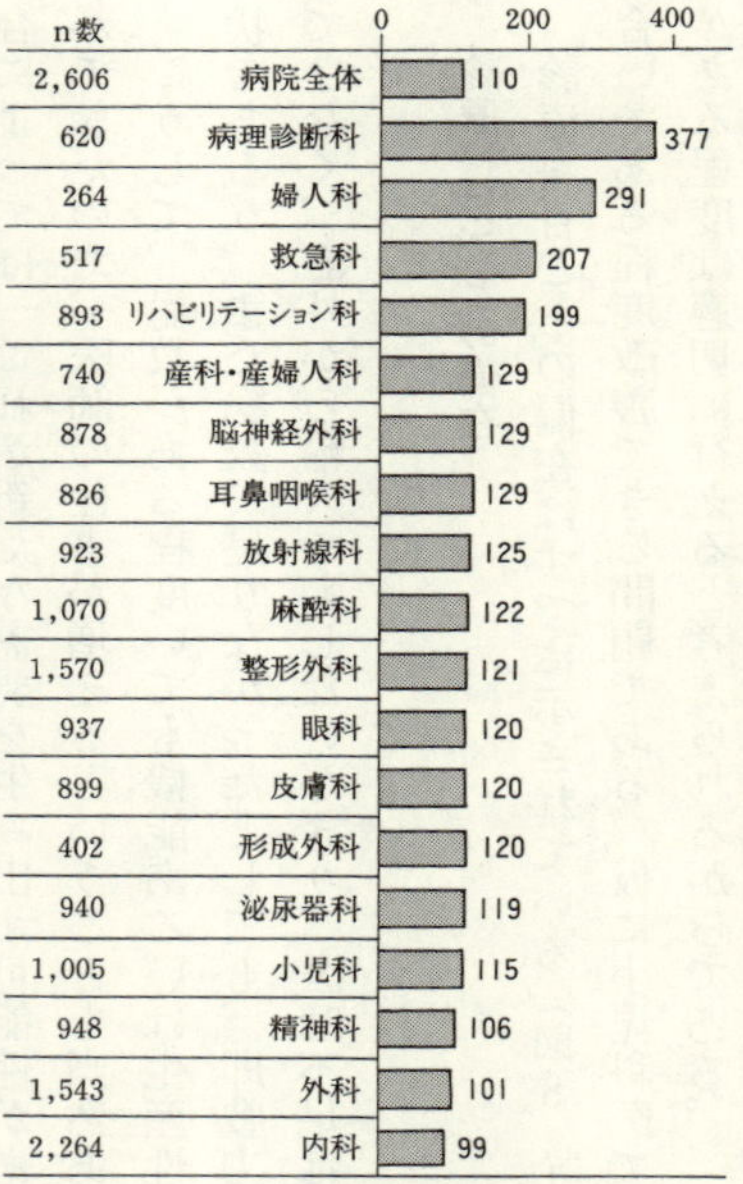

n数		
2,606	病院全体	110
620	病理診断科	377
264	婦人科	291
517	救急科	207
893	リハビリテーション科	199
740	産科・産婦人科	129
878	脳神経外科	129
826	耳鼻咽喉科	129
923	放射線科	125
1,070	麻酔科	122
1,570	整形外科	121
937	眼科	120
899	皮膚科	120
402	形成外科	120
940	泌尿器科	119
1,005	小児科	115
948	精神科	106
1,543	外科	101
2,264	内科	99

図8－1　診療科目の偏在　現状を100としたとき、病院長から見たときの必要な病院医師数（注：病理診断科、救急科、リハビリテーション科には、現在は医師がいないが、医師を必要とする回答が見られた。分母の現状医師数のなかには臨床研修医が含まれている。内科は初期研修期間が長いため、分母の医師数が大きくなり、必要医師数の倍率が小さく出た可能性がある。日本医師会「医師確保のための実態調査」）

しかしここに問題がある。何かあったときの責任問題である。患者は最善を求めるので、「専門医ではないが、やれるだけの治療は行った」というのでは納得しない。特に、小児の病気や出産ではその傾向は強くなる。

医師の地域偏在

地域の偏在も同じく深刻な問題である（図8－2、8－3）。現員医師数に対する必要医師数の倍率が高い都道府県は、岩手県が一・四〇倍と最も高く、以下は、青森（一・三二倍）、山梨（一・二九倍）などとなっている。いっぽう、比較的医師数が充足して倍率が低いのは、東京（一・〇八倍）、大阪（一・〇九倍）、神奈川（一・一〇倍）などで、首都圏などの都市部に集中している。

これに前述した診療科目の偏在が加わると、島根県の隠岐《おき》諸島や三重県尾鷲《おわせ》市のように産婦人科医が一名もいない、といった問題になる。尾鷲総合病院では、産婦人科医の派遣元である三重大学医学部が常勤医師二人を引き揚げてしまったため、産婦人科の診療が行えなくなった。二〇〇五年九月、市は年間五五二〇万円の高額報酬で医師を独自に確保した。しか

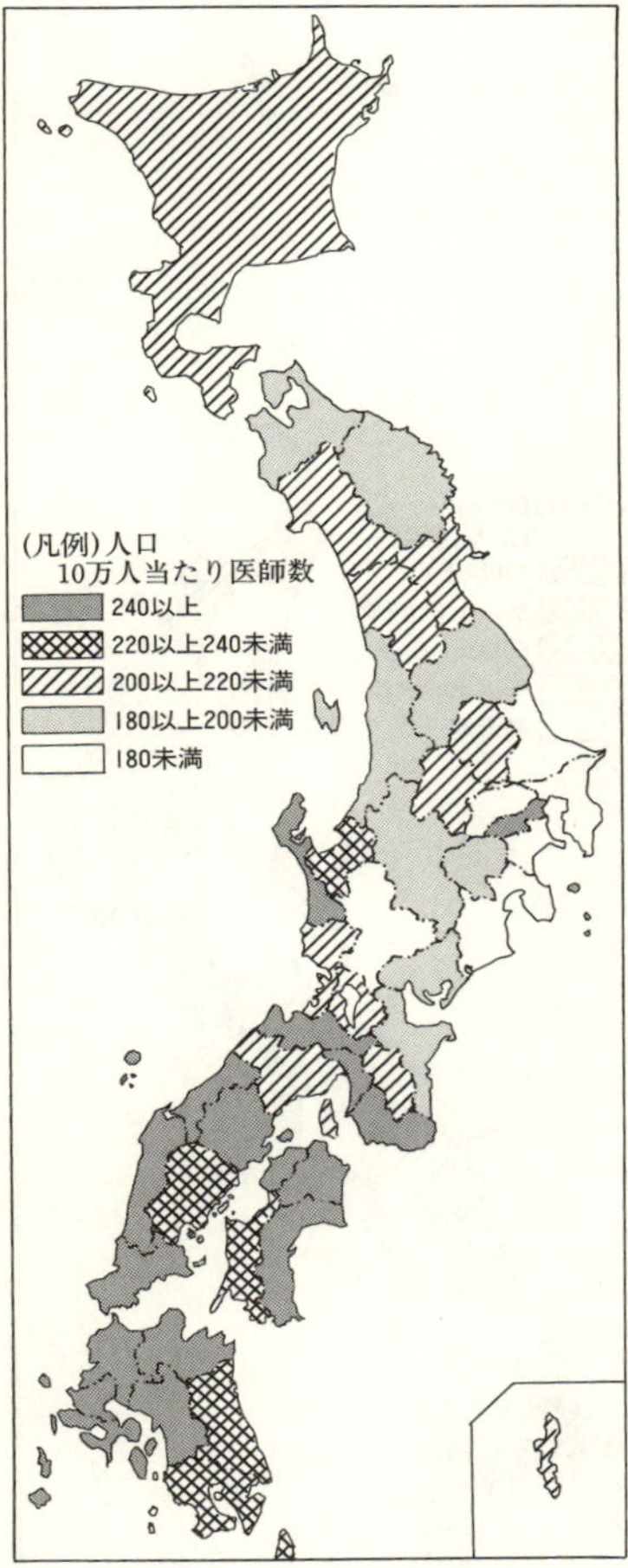

図８-２　人口10万人当たり医師数の分布（2006年）（「医師・歯科医師・薬剤師調査」）

し、二年目の契約更新のさい、待遇面で折り合わず、後任をまた探す事態に追い込まれた。

これを解決するには尾鷲の事例が示すように、最低二名の医師を確保する必要があると思われる。医師の仕事は想像以上にストレスが多く、特にいつ呼ばれるかわからない、という状況を年中続けるのは、仮に何も呼び出しがなかったとしてもかなりつらいものである。この心理を理解しないと、いくら多額の給与を出しても医師は集まらないことになろう。さらに看護師などのサポートスタッフの充実も欠かせない。確かに医師は聖職かもしれないがあまりに過酷な状況の勤務では長続きしないのも理解できるだろう。

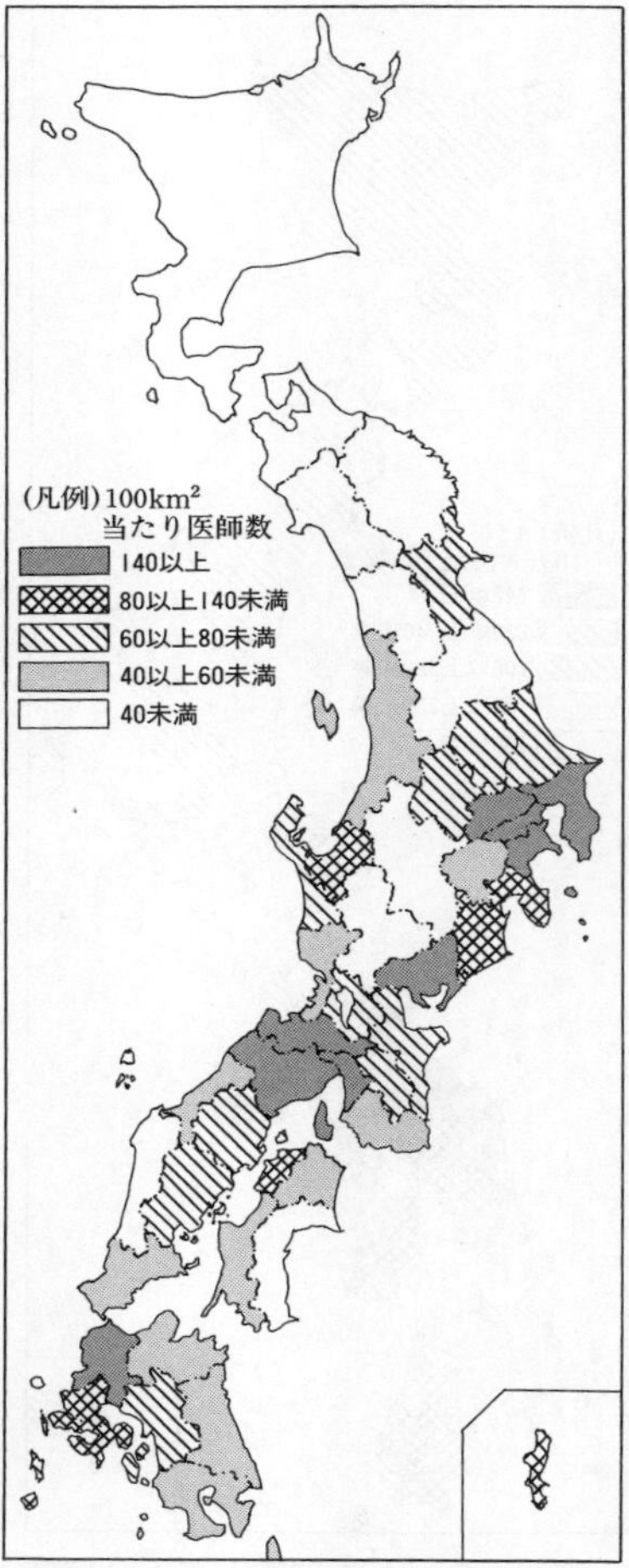

図8－3　100㎢当たり医師数の分布（2006年）（「医師・歯科医師・薬剤師調査」）

今後、総数で一割程度の医師数の増加は必要かもしれないが、日本という職業を変えにくい文化の国で、また人口が減少している国では増加は難しいのではないかと考えている。市場原理的にいえば、多くの医師が輩出して競争が起き、不適切な人は退出するという考えもあろうが、医学部での教育から国家試験の合格にいたるまでには多額な費用がかかり、また税金に依存している部分があるので、この考えは適切ではないだろう。もっとも、市場主義者のフリードマンのように、「医師国家試験もなくしてしまえ」、という議論もありうるが、日本では不可能である。

女性医師の働き方

日本における女性医師数の割合の推移をみてみると、一九九二年に一一・九パーセントであったものが二〇一〇年には一八・九パーセントに増加している。

二〇〇〇年には医師国家試験の合格者に占める女性の割合がはじめて三〇パーセントを超え、二〇〇八年には三四・五パーセントとなった。大学によっては医学部学生の半数が女性の場合もあり、女性がますます医師への道を選択するようになっており、今後、女性医師の割合はさらに増加していくものと思われる。

男性、女性としての特性は存在するものの、医師としての能力については原則として男女差はなく、多くの女性医師は男性と同等に働いている。しかし、女性には出産、育児というハードルがあり、そんななかで仕事を続けていくための環境整備はまだまだ不十分である。そのため、多くの女性医師がやむなくキャリアを中断し、その能力を十分に発揮できていないのが現状である。場合によっては、出産後に非常勤として限定的な勤務をする場合や極端な場合には医師を辞めてしまう場合もみられる。最近のワークライフバランス重視の動きと相まって、出産後の女性医師の復帰、あるいは多様な働き方を認めようという動きは病院でも必要であろう。

財源の問題

今後の大きな問題は、⑤の「医療費の財源問題をどう解決するか」、それに関連して②の「医療の価格決定をどう考えるか」という議論や、③の規制緩和の問題のひとつである「混合診療」や「病床規制」をどう考えるかという問題もあろう。これらの課題はすぐに解決はできないが、今までの議論からこれらの点を考えてみたい。

さらに今後の日本の医療への提言を考えてみよう。

医療のふたつの方向性

第六章で解説した、公衆衛生モデルと治療モデルに、もう少し違った視点を加えると、医療の変化がよくわかる。それは「キュア」と「ケア」である。

最近、「キュアからケアへ」というキーワードが医療界で使われることが多い。具体的には「根治的治療（キュア）から、日常生活の質を向上させる医療や看護・介護（ケア）へ」のシフトであり、「医師を頂点としたヒエラルキー型のサービス提供体制から、医師、看護者、リハビリの訓練士、介護士、ソーシャルワーカーなどによるチーム医療グループケア」へのシフトでもある。そしてなによりも、医療提供者中心から患者中心への変化である。

村田久行は、患者側の側面にも注目して、ケアとは、変えようがない客観的な状況に対し、主観的な想い、願い、価値観が変わるような方向に支援していこうとするアプローチであるという。たとえば、高齢化社会で重要なリハビリテーションについて考えてみよう。日本リハビリテーション病院・施設協会によれば、地域リハビリテーションの定義（一九九一年。二〇〇一年改定）とは、以下の通りである。

「障害のある人々や高齢者およびその家族が住み慣れたところで、そこに住む人々とともに、一生安全に、いきいきとした生活が送れるよう、医療や保健、福祉及び生活にかかわるあらゆる人々や機関・組織がリハビリテーションの立場から協力しあって行なう活動のすべてを言う」

これは、公衆衛生モデルが高齢化時代を受けて変貌《へんぼう》し、そのひとつの流れとして「ケア」へのシフトが起きたものとしてとらえることができる。公衆衛生モデルの延長という意味では、公的な介入がしやすい、あるいはしたいと官庁が考える分野でもある。

ケアモデルの中心の一つであるかかりつけ医の役割として、下記のようなものもある。

筆者の友人の母親が、ある病院で超音波検査をしたところ、肝臓に影があるといわれた。そのかかりつけ医はその患者に肝臓の権威の医師を紹介した。

それは当然大きな病院である。CT検査を行い、超音波の再検査が行われた。MRI検査も行われた。その結果、この患者は数年前に大腸がんの手術をしていたので、この影は転移性肝臓がんの可能性が高く、血管造影検査を行うことになった。家族にまず話が来たので、家族も真っ青になったという。そして、本人に話すかどうかについて家族会議が行われた。とりあえず、最終の血管造影検査を待とうということになった。なお、こういった検査が行われるのには時間がかかる。全部で一ヵ月以上かかっていたのである。

ただ、当人は家族でそんな話しあいがなされているとは露知らない。実はこの患者には、高血圧の持病があり、かかりつけ医にも通院していた。そして検査待ちの間にその医者で点滴治療を受けていた。

さて、大病院での血管造影の結果であるが、影は悪性のようだが大きさが小さくなっているという。再度の超音波検査で以前の影と比較しても小さくなっているのである。

どうも、がんではなく、肝臓膿瘍《のうよう》（肝臓に袋のようなものができてそこに膿《うみ》がたまる病気）だったらしい。

そのかかりつけ医の先生の理屈は簡単だ。血液検査で炎症反応があり、どこかに炎症があるのだろうと思って抗生物質を点滴していたという。病巣が確実にわかっていたわけではないが、血液検査を何回か繰り返し、確実に炎症反応が改善しているのをみて、そのまま抗生物質を投与していたのだという。今、その患者の肝臓に影はない。

確かに、大きな病院は多くの検査ができる。しかし、小回りが利かない。いっぽう、かかりつけ医は頻繁に患者を診察して症状の変化を把握し、こまめな治療を行っている。診断は別にして、今回はかかりつけ医が一本とった形になったようだ。

このケースは特殊な例だとは思う。反省点をいえばかかりつけ医と大病院の医師同士のまめなコミュニケーションがなかった。紹介状の返信には時間もかかるし、頻繁にやり取りもできない。こういったことは改善すべきであろう。いずれにせよ、かかりつけ医の意味を象徴的にあらわした例であろう。

このようなかかりつけ医の医療と、最先端の機器を使って、漫画の「ブラックジャック」並みの「ゴッドハンド」にあこがれる医療とは似て非なるものと筆者は考える。もっといえば、患者を支える家族とのコミュニケーションといったことや、在宅医療も、ケアモデルには重要である。

家族の役割をどうするのか

生活に近いケアを考える場合には、家族の役割を無視することはできない。

サミュエル・ハンチントンの『文明の衝突』では、現代世界を「文明」で区分けしてその文明間の対立を国際政治の基調とする考え方を提示し、冷戦後の世界はイデオロギーではなく、文明の衝突が国際関係を動かすと主張した。その意味で、国によって大きく価値観が異なる家族の役割をどう定義するのかも大きな問題である。

富永健一の『社会変動の中の福祉国家』によれば、外部において起こってきた環境条件の変化が大きく、そのため家族の機能が大きく変化した。このことをはっきり指摘したのは、パーソンズである。パーソンズは、ベールズとの共著『家族——核家族と子どもの社会化』において、近代化と産業化の進行は分業体系を発達させ、家族の外部に、かつて家族の内部で果たされていた諸機能を専門的に担当する職業従事者を数多くつくり出したので、「親族体系」が「職業体系」に取って代わられるようになり、家族の「機能喪失」という事態が不可避的に生み出された、との定式化を行った。

これに対して、京極は、「福祉ミックス論という考え方が、イギリスのR・ローズをはじめとして打ち出された。福祉の総量（TWS）に対して家庭（H）と市場（M）と国家（S）とで担いあい、TWS＝H＋M＋Sとして、総量を増大させる必要があるが、各国において総量はあまり変わらないので、問題は三つの役割分担だという問題提起がなされたのである。

これに対して、日本で初めて私は、一九八〇年代初めにその一部を受け容《い》れつつも、インフォーマル部分である家庭をあえて捨象し、その代わりに、NPO・ボランティアなど自発的な非営利システム（V）を置いた。それによりTWS＝V＋M＋Sを総体として捉える考え方を提唱した」(注3)という。

ここでは京極は家族というものの役割を外したが、これは京極にかぎらず、介護保険に関与した多くの学者のコンセンサスでもあった。しかし、筆者としては、家族の役割にもう少し期待することも必要ではないかと考えている。

企業の役割をどうするのか

レナード・ショッパ『「最後の社会主義国」日本の苦闘』によれば、日本の福祉制度はある部分では「自由主義的―残余的」モデルに近いが、別の部分では「保守的―コーポラティズム的」に近いとされている。日本型福祉国家の研究で第一線に立つジョン・C・キャンベルは、健康保険と高齢者への年金の充実度に注目し、日本の福祉制度は社会民主主義の北欧諸国にかなり共通するといっている。それとは対照的に、ムーゲ・コクテンは日本が雇用関係の社会政策に費やす予算の少なさに目をとめ、この分野における努力はイギリスやアメリカよりも残余的だという。

エスピン＝アンデルセンが苦慮したように、日本の社会保障システムを分類することが困

	③年齢リスク構造調整方式	④一本化方式
内容	現行の保険者を前提とし、保険者の責によらない加入者の年齢構成の違いによって生じる各保険者の医療費支出の相違を調整し、保険者間の負担の不均衡を調整する	現行の医療保険制度を一本化し、被用者保険か否か、高齢者か若年者かで区別せず、すべての者を対象とする新たな医療保険制度を設ける
イメージ図	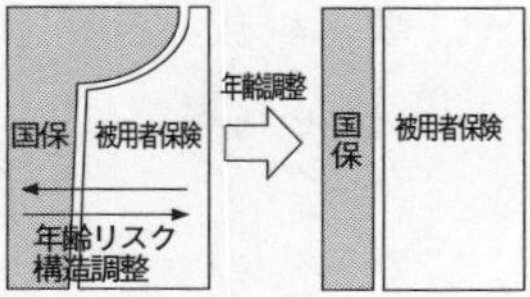	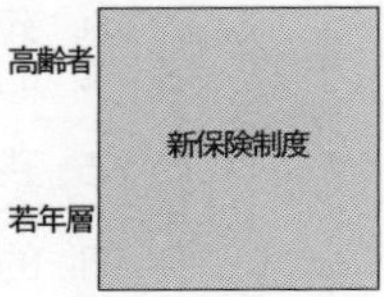
主な狙い	・個別保険者の努力では回避できない加入者の年齢構成の相違による負担の不均衡を是正する ・各保険者の医療費適正化の取り組みなど保険者機能を維持しつつ、拠出金・交付金の仕組みを通じて負担の公平化を図る	・給付と負担の両面で公平を図り、各保険者の努力では回避できない所得格差や年齢格差等を含め、被用者保険と国保の制度間格差を是正する
主な問題点	・拠出金による保険財政の圧迫が問題として指摘されているなかで、財政調整の範囲を全年齢に拡大することは、問題の解決にならないのではないか ・国保グループと被用者保険グループでは、所得形態等が大きく異なるなかで、これらのグループ間で全年齢にわたる負担調整を行うことは、実質的な負担増となる被用者保険の納得を得られないのではないか ・地域において高齢者の医療と保健を一体的に実施していくという視点が失われ、特に老人医療に対する地方公共団体の役割・責任を求めることが困難となるのではないか	・5000を超える保険者の存在や、大きく被用者保険・国保に二分されている制度体系を前提として、財政方式を含め、どのような手順で実現を図っていくのか ・保険者の単位をどうするか、保険者を単一とすると保険者機能が発揮できるのか ・また、制度間で異なる給付率や保険料水準をどのように調整するのか ・上記のような根本的な課題を内包することから、将来的な長期構想の一類型として位置づけられるべきではないか

表8－2　高齢者医療制度の見直しの４類型

<table>
<tr><th></th><th>①独立保険方式</th><th>②突き抜け方式</th></tr>
<tr><td>内容</td><td>すべての高齢者を対象として、各医療保険制度から独立した高齢者医療保険制度を設ける</td><td>被用者OBを対象とする新たな保険者を創設し、その医療費を被用者保険グループ全体で支える仕組みを設ける</td></tr>
<tr><td>イメージ図</td><td>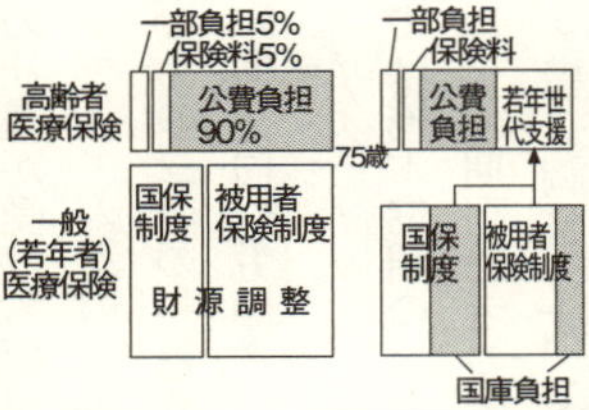
</td><td>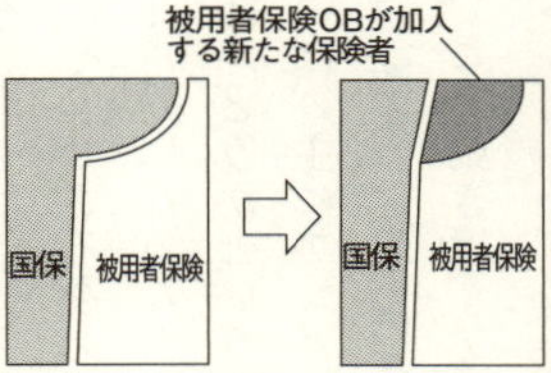
</td></tr>
<tr><td>主な狙い</td><td>・独立した保険者を創設し、財政責任の明確化を図るとともに、給付と負担の関係についてわかりやすい仕組みとする
・すべての高齢者を独立保険制度の対象とすることにより、共通のルールのもとに応分の保険料負担を求める</td><td>・被用者OBを対象とする新たな保険者の創設により、被用者が退職後、市町村国保に移行しないようにし、市町村国保に高齢者が集中しない仕組みとする
・被用者OBの高齢者の医療費負担について同じ被用者グループ内の助け合いとすることで、若年被用者の納得が得られやすくなる</td></tr>
<tr><td>主な問題点</td><td>・高齢者を分離することは、今後の社会における理念や、保険制度の原理として妥当か
・高齢者だけを分離すれば、保険原理が成り立たず、若年者の支援か多額の公費が必要。公費の財源をどうするのか
・被扶養者等である高齢者から新たに保険料の徴収をすることについて理解を得られるのか
・財政責任を伴う保険者を担うことについて、地方公共団体の納得と合意が得られるか</td><td>・被用者保険グループだけで連帯するという考え方は、高齢者の医療費を全国民で支えるという現行制度の理念よりも後退ではないか
・被用者OBのみを新たな保険者に加入させるだけでは市町村国保に高齢者が偏在する構造は是正しきれず、現行制度より市町村国保が負担増となるが、公平の観点から妥当か
・被用者OBは新たに設けられる退職者健康保険制度の被保険者となるが、住所管理や保険料徴収の実務が適切にできるか
・地域において高齢者の医療と保健を一体的に実施していくという視点が失われ、特に老人医療に対する地方公共団体の役割・責任を求めることが困難となるのではないか</td></tr>
</table>

難なのは、格差といってもよい極端な二重性のせいである。日本では一九八〇年代までに、公務員と大企業の社員が受ける雇用保障と社会保障は、ドイツをはじめとしたヨーロッパにみられるコーポラティズム型のシステムとほぼ匹敵するくらいになっていた。しかし、これらの人々は全労働力の三分の一程度でしかなかった。中小企業の社員や、大企業でもパートタイムなどの不定期契約の労働者、それに自営業や商店主は、そのような多額な社会給付を受けられる立場になかった。

さらに、近年では橘木俊詔の『企業福祉の終焉』にみられるように、企業による福祉は削られる方向にある。後期高齢者の医療制度において突き抜け方式あるいはその変形とでもいうべき年齢リスク構造調整方式（各保険者間のリスクを調整して連帯させる方式）が議論されている（表8-2）が、この点も、企業や家族が支えるのではなく国全体で支えるという理念あるいは現実にそうせざるをえないという流れであるのかもしれない。特に、近年は転職やリタイア後に非常勤になるなどの動きが大きく、企業あるいは健保組合にそのフォローをさせることが可能かどうかという問題もある。

ただ、難しいのは、主にアングロサクソン系諸国の企業（これは場合によってはグローバル企業であるが）で、改めて企業内福祉を企業の競争力あるいは生産性向上の手段と考える動きがあることだ。この動きは、アジアの新興国も含め政府による普遍主義の福祉政策が弱い国に多い。

その意味で、日本においても国際優良企業でグローバル化している企業において、企業内福祉を再度充実させるという動きが出てきても不思議ではない。

しかしながらまちがいない点は、かつてのように企業全体を家族とみなし、社員が企業に一体感を持つ時代にはならないということである。その意味で、人がどこかに帰属意識を持つ生き物だとすれば、前項で家族の役割について考察したが、改めて家族や企業の役割を問い直すことも必要かもしれない。

医療でイノベーションを起こすべき

本書の最後の提言は、シュンペーターのいう新結合つまりイノベーションといった概念を導入することである。これは旧来あまりいわれていない視点である。

「創造的破壊」とは、ケインズと並び称される経済学者であるシュンペーターの言葉である。一般にこの「創造的破壊」という言葉が使われる文脈は、技術革新について、あるいは企業家精神についてにのみとどまることが多いようだ。しかし、塩野谷祐一の見方にあるように、シュンペーターは「制度派経済学者」あるいは「経済社会学者」としての評価が高まっている。すなわちシュンペーターは、制度を人々の行動や動機の規定要因とみなして、「創造的破壊」を支える仕組みや制度にも強い関心を持っていた。

現在の医療改革をめぐる論議はきわめて静的な分析に終始しているといわざるをえない。

もちろん、静的分析も、重要な視点であることはいうまでもない。しかしながら、現在の医療は大きなパラダイムシフトを迎えつつある。そういった場合に、静的論議に終始してはならない。将来の変化をダイナミックに捉えた視点が必須である。

有名な論議に、マルサスが一七九八年に出版した『人口論』において提案した人口問題があった。つまり、人口が爆発的に増加することでわれわれが食に困る、という話だ。もちろん、こんなことは実際には起きていない。今から考えれば当然のことだが、そこには大きなイノベーションがあった。食糧生産技術において大きなイノベーションがおきたために、食糧需給問題は起きなかったのだ。

ここで最近までの医療技術を考えると、真に革新的といえるほどの医療技術の進歩があったかどうかは疑わしいといえる。抗がん剤などでも、ここ一五年ほどは目覚ましい進歩はなかった。もちろん、進歩がないというわけではないが、たとえば一九三〇年代の抗生物質の発見・実用化といった社会価値の変化をもたらすような大きな進歩はなかったといえる。実際、抗生物質の発見により、医学・医療のパラダイムは大きな変革を遂げた、すなわち、死亡原因は大きく変わり、医療において、結核や肺炎などの急性感染症から生活習慣病対策が中心になったのである。

ところがいっぽうでは、ここ一、二年のライフサイエンス領域の基礎分野での科学技術の進歩には目覚ましいものがある。二〇〇〇年六月二十六日のヒトゲノムの解読完了に始まり、特に医療に関連する領域としては、バイオ技術を使った創薬・診断、細胞を薬剤の代わりのように使う細胞医療、からだの組織を再生させることも視野においた再生医療などが挙げられる。これらは現時点ではまだ実用化していない。しかし、イノベーションが起きる素地はある。

これらは単に技術の革新で終わるのか、のみならず医療自体の革新を起こすのか？　答えは後者であろう。すなわち、前記の技術を使って、患者や消費者に近いところではテーラーメード医療といった、個別性が強い医療の実現可能性が増している。テーラーメード医療とは個々人の遺伝情報に合わせた医療である。すなわち、疾患がさらに細かく分類され（たとえば、糖尿病でも、遺伝子の異常による糖尿病などのように分類される）、その遺伝子情報に基づいて治療がなされることになる。

これは、医療のパラダイム変化を起こしうる革新といえる。すなわち現在の確率論的医療(注4)から、個別医療の時代へとパラダイムが変換されるであろう。

現在の医学では、どのようにして治療が決定されているのか？　どの患者にも一〇〇パーセント効果がある治療方法は必ずしも多くない。むしろがんや糖尿病など、個別性が強い医療が求められる分野は多い。現在、評価できるレベルの成果を示している高血圧や感染症の分野であっても、遺伝子診断を基にした個別治療のほうが治療や予後に有効であることはいうまでもない。最近では、薬剤による副作用を、遺伝子診断によって防ぐことができる可能性も出てきている。

今後、医療や健康分野への人的・物的投入量はまちがいなく増加する。「創造的破壊」とは、ライフサイエンス領域での大きな革新をとらえ、産業界、医療界、医療サービス消費者のすべてに効用が高くなる制度の構築が非常に重要であることを示したものともいえよう。

「創造的破壊」を受け入れる医療改革

シュンペーターは経済成長の条件として、企業家、銀行家の重要性を説いている。ここでの「銀行家」はわれわれが通常考える銀行家とは少し異なっている。すなわち、企業家にイノベーションのための資金を提供する資本家、現代でいうエンジェルやベンチャーキャピタリストを指す。森嶋通夫によれば「新結合（イノベーション）を行うただ者でない企業者と、さらにその背後にあって多くの企業者のなかから本物の企業者を見抜く眼力のある銀行家が、シュンペーターの資本主義の正副操縦士」なのである。

現在、厚生労働省や医師会を中心にした医療改革論議において、この医療イノベーションの受け入れについては、混合診療の是非をめぐる議論が中心である。いっぽう、産業界では、ライフサイエンスを次世代の日本の重要な産業と位置づけて、政府を含め多くの投資を行っている。しかし、お互いの関連がない。

イノベーションのひとつである遺伝子診断を例にすれば、医療のどの疾患に遺伝子診断が必要なのか、そしてどの分野になら、遺伝子診断に公的な医療保険を適用しても、社会的にコンセンサスが得られるのか？　こういった議論がなく、ひたすらに技術を開発したり、研究に資源を投入することは、持続的な医療制度を維持するうえできわめて危険かもしれない。逆に、医療を産業モデルとして位置づけるのであれば、財源と一体の改革、産業政策と社会保障の一体改革が必要である。

医療政策学の確立を

かといって、議論のみで医療改革を行うわけにはいかない。つまり、述べてきたようなさまざまな学問の叡智《えいち》を絞り、賢慮のうえで医療政策を決定していかねばならない。そのためには、単一の専門家ではない（医師だけでもなく、医学者だけでもなく、経済学者だけでもなく、社会保障の専門家だけでもない）さまざまな学者および学問の集約が必要と思われ、そのためには医療政策学の確立が望まれる。

日本医療の今後

前述したように、日本は価値財としての位置づけで、かつ社会的な必要量を高く設定して国民皆保険制度を運営している。コストも安い。日本医師会も厚生労働省も皆保険の堅持をうたっているから医療（機関）へのアクセスもよい。前述したように、中コストで高品質の医療サービスを受けられる、今までの日本の医療制度が理想型に最も近いのかもしれない。しかし、財政制約のなかで今後それを維持することはできるのであろうか。

無保険者が多いアメリカでも、大統領選挙の争点に国民皆保険の創設が挙げられる。またタイでも純粋な皆保険制度ではないにせよ、三〇バーツ制度などで、すべての国民の医療へのアクセスを達成しようとしているなど、世界の流れは国民皆保険制度への方向である。

また、本書でみてきた通り、日本では保険者側と医療提供者側の対立は、中医協などの一部の場を除いて顕在化していない。これは、アメリカのように、医療現場でも激しい対立がみられたり、ヨーロッパのように技術者としての医師と保険者の対立構造がある国とは異なっている。

しかし、いっぽうでは、中長期的に、最先端医療技術の保険制度への導入を次々に行っていくことが重要である。そのためには新しい技術の習得が重要である。たとえば、移植等の最先端医療が相対的に弱い日本では、海外特にアメリカなどから進んだ技術を学ぶ必要がある。

そのためには、医師などの医療従事者の育成が最も大きな問題になろう。現在、日本国内での医療界の閉塞《へいそく》感から、海外で学びたいと考える医師の海外移動が起きているという事例もある。さらに、海外で学んだ医師が帰国し、同じレベルの医療を行いうるための投資も重要である。

そう考えると、中長期的に優れた医療を行っていくためには、医療保険制度の財務的な健全性のみならず、医療への投資も考えたうえでの予算計画が必要になると考えられる。

治療（キュア）モデルかケアモデルか——ありうる究極の選択

本書では四つのモデルを提示してきた。旧来型のモデルとして公衆衛生モデル、治療モデル、そして公衆衛生モデルの発展型としてケアモデル、また治療モデルの亜型としての産業モデルである。

本書の最後に、経済成長と社会保障の両立ができなかった場合の、究極の選択を提示したい。すなわち、医療費がもし増加させられなくなった場合、いや、イギリスで行われたように医療費を何割かカットしなければならなくなった場合という、今の日本では非現実的にみえる仮定である。

このときに、各論で、救急には重点配分をあるいは在宅には重点配分をという、中医協型の決定でよいのであろうか。個別の課題に場当たり的に対処していては、木を見て森を見ずということになるのではないだろうか……。

すなわち、ここでも前述した医療の方向性と同様に大きな方向性を考えて各論を決めなければならないのではないだろうか。

もし治療モデルをとった場合には、高度医療を重視するが、医療（機関）へのアクセスは後退する。国内での高度医療は充実するであろう。しかし、超高齢社会を迎えた日本で、ケアを無視した社会保障は国民生活へのマイナスが非常に大きいので、この選択肢はありえない。

いっぽう、ケアモデルに重点配分した場合には、高度医療がさほど普及せず、アクセスは現状のまま維持できるが、高度な医療が犠牲になる、あるいは国内で行うことが難しくなる可能性が高い。百歩譲って、高額療養費制度等で、患者の費用負担を行ったり、制度的にドラッグ・ラグ、デバイス・ラグをなくすようにして先進医療の効率化に努めたところで、どこかで予算面の制約が出てくるのはまちがいない。第一章で課題としてのべた混合診療についての議論も、ひとつには高度な医療をすべて保険に導入するのか、まったく導入しないのか、あるいは高度な医療についてのみ、保険外療用として混合診療を認めるのか、という選択になろう。

このふたつは、極端な選択であり、もちろんどちらをとるべきなのか、直ちに結論が出るわけではない。一番よいのは両方とも充実させることであるが、スウェーデンのような高福祉高負担の国でさえ、ケアモデル重視であって、治療の水準は世界最先端とはいい難い。

もうひとつの注意点は、アジア諸国が産業モデルをとっているということである。そのためにアジア諸国の高度な医療は急速に日本のレベルに追いついてきている。日本がケアモデルを重視した場合、日本からの患者流出のおそれを覚悟できるのかどうかということである。世界最高水準の医療を享受してきた日本が、世界最速で高齢化問題を解決しなければならなくなったのも歴史の皮肉、あるいは、天が日本国民に与えた試練なのかもしれない。いずれにしても産業モデルをうまく活用しひいてはイノベーションを起こすことで、ケアモデルの充実、社会保障との両立を目指さねばならない。

この試練を日本国民の叡智を絞って解決し、状況によっては海外に日本の医療を普及させることも考えて、日本がスタンダードを確立していくことが重要であろう。

（注1）経済活動の多くは理屈に基づいて行われるが、それだけではうまくいかない。不確実な将来の収益を大いに期待して事業に取り組み拡大しようとする気持ちが重要である。その精神をアニマル・スピリッツという。

（注2）ここでいう自由主義（リベラル）は、必ずしも市場原理中心の新自由主義を指しているわけではない。考え方が自由であったり新しい価値観を受け入れやすいという意味である。

（注3）京極高宣「日本の福祉政策についての試論」『MS＆AD基礎研 REVIEW』第八号、二〇一〇年八月

（注4）確率論的医療とは、不確実性のうち確率で割り出せるものが多いという医療の特徴をいう。たとえば、五年生存率が二〇パーセントというのは、あくまで一〇〇名同じ患者がいた場合に二〇名が五年間生存するという意味で、目の前の患者がどうなるということを意味しているのではない。

あとがき

本書は筆者にとって二冊目の中公新書である。前回の『入門 医療経済学――いのちと効率の接点を求めて』が幸い好評を得たことは光栄である。

しかし、前著を読んだ読者からは、「医療を受ける際の経済的な『公平性』の重要性についてはよくわかったが、それだけでなく社会保障全体と医療との関係についてももっと知りたい」という意見も寄せられた。本書はそのような要望にもこたえるものである。この点に関して、本書でとくに重視した点は、本文でも縷々《るる》触れてきたように、そもそも社会保障自体は所得保障の問題に対して始まった面があるが、それが時代を経るに従って拡大している点、さらには金銭的な格差の改善を一〇〇％行うことは不可能であっても、疾病といった不幸に襲われた時のリスクヘッジとして機能しているという見方である。

もうひとつは、医療はマクロ経済的に見たときにはそのサブシステムなのだが、いまや医療は本体のシステムに影響を与えうるほど大きなものになってきており、大きな社会の安寧、国民の安全という目的のために非常に重要視されるようになってきたことの強調である。その意味で本書では、あえて学問として比較的実証的である経済学だけでなく、社会学、公共哲学などの視点も交えて議論を展開した。

本書によって読者が医療政策や医療の問題を身近なものに感じていただければ幸いである。

最後になったが、例によって休日も執筆にいそしむ姿を暖かく見守ってくれている家族に感謝の意をささげたい。

R. Rose, (1986) “Common Goals but Different Roles”, in R. Rose and R. Shiratori eds., *The Welfare State East and West*, Oxford University Press.

参考文献

岩本康志「医療費増、経済にプラスも」『日本経済新聞』「経済教室」2009年10月5日　http://www.rieti.go.jp/jp/papers/contribution/iwamoto/01.html
梅澤正『職業とは何か』講談社現代新書、2008
川目正良『生き残る病院淘汰される病院――「病院再生ファンド」による「持たざる経営」のすすめ』すばる舎リンケージ、2008
白鳥浩編著『政権交代選挙の政治学――地方から変わる日本政治』ミネルヴァ書房、2010
白鳥令、R・ローズ編著、木島賢、川口洋子訳『世界の福祉国家――課題と将来』新評論、1990
レナード・ショッパ著、野中邦子訳『「最後の社会主義国」日本の苦闘』毎日新聞社、2007
橘木俊詔『企業福祉の終焉――格差の時代にどう対応すべきか』中公新書、2005
地域包括ケア研究会『地域包括ケア研究会報告書――今後の検討のための論点整理』厚生労働省、2009
根井雅弘『シュンペーター――企業者精神・新結合・創造的破壊とは何か』講談社、2001
T・パーソンズ、R・F・ベールズ著、橋爪貞雄、高木正太郎、山村賢明、溝口謙三、武藤孝典訳『家族――核家族と子どもの社会化』黎明書房、2001
サミュエル・ハンチントン著、鈴木主税訳『文明の衝突』集英社、1998
松繁卓哉『「患者中心の医療」という言説――患者の「知」の社会学』有斐閣、2010
松山幸弘『医療改革と経済成長――改革論争の常識は誤り！“日本版医療ニューディール計画”成功への提言』日本医療企画、2010
宮島洋、西村周三、京極高宣編『社会保障と経済　1　企業と労働』東京大学出版会、2009
宮島洋、西村周三、京極高宣編『社会保障と経済　3　社会サービスと地域』東京大学出版会、2010
村上輝康『日本のサービス産業のグローバル化――なぜサービス産業にはグローバル化が必要か？』生産性出版、2011
村田久行『ケアの思想と対人援助――終末期医療と福祉の現場から　改訂増補』川島書店、1998
森嶋通夫『思想としての近代経済学』岩波新書、1994

辰濃哲郎、医薬経済編集部『歪んだ権威——日本医師会積怨と権力闘争の舞台裏 密着ルポ』医薬経済社、2010
日本医事史抄 http://www.osaka-minami-med.or.jp/ijisi/ijishi01.html
二木立『医療改革と財源選択』勁草書房、2009
野口悠紀雄『1940年体制——さらば戦時経済』東洋経済新報社、2010
牧靖典「民主党の医療における成長戦略について、および少子高齢化社会における財政システム（財政学会の議論の到達点）」『愛知医報』2010.8.15
舛添要一『舛添メモ——厚労官僚との闘い752日』小学館、2009
水野肇『誰も書かなかった日本医師会』草思社、2003
水野肇『誰も書かなかった厚生省』草思社、2005
水巻中正『ドキュメント日本医師会——崩落する聖域』中央公論新社、2003
村上正泰『医療崩壊の真犯人』PHP新書、2009

【第七章】
川北隆雄『財界の正体』講談社現代新書、2011
小松秀樹『医療の限界』新潮新書、2007
竹中治堅『首相支配——日本政治の変貌』中公新書、2006
ジェームス・トゥボール著、小山順子監訳、有賀裕子訳『サービス・ストラテジー——価値優位性のポジショニング』ファーストプレス、2007
真野俊樹「患者さんとコスト意識 論点」『読売新聞』2006.9.15
「特集 生と死の経済学」『経済セミナー』No.624、2007.2・3
真野俊樹監修・編『医療に対する満足度の経済学・心理学的分析——コミュニケーション、セカンドオピニオン、薬剤に注目して』医薬経済社、2008

【第八章】
「長期療養が可能な急性期病院への転院例が増加——新しいケアモデルとして注目」『Medical Tribune』2010.10.21
伊東光晴、根井雅弘『シュンペーター——孤高の経済学者』岩波新書、1993
伊藤元重、総合研究開発機構編著『日本の医療は変えられる』東洋経済新報社、2009

りの復帰からみえてきた日本の医療とは　増補新装版』はる書房、2009
森宏一郎『イギリスの医療制度（NHS）改革――サッチャー政権からブレア政権および現在』日医総研、2007
森臨太郎『イギリスの医療は問いかける――「良きバランス」へ向けた戦略』医学書院、2008
薬師院仁志『日本とフランス　二つの民主主義――不平等か、不自由か』光文社新書、2006
山口二郎『ブレア時代のイギリス』岩波新書、2005
湯元健治、佐藤吉宗『スウェーデン・パラドックス――高福祉、高競争力経済の真実』日本経済新聞出版社、2010
李啓充『アメリカ医療の光と影――医療過誤防止からマネジドケアまで』医学書院、2000
W. W. ロストウ著、木村健康、久保まち子、村上泰亮訳『経済成長の諸段階――ひとつの非共産主義宣言』ダイヤモンド社、1961
渡辺さちこ『患者思いの病院が、なぜつぶれるのか？』幻冬舎メディアコンサルティング、2009
渡辺博明「スウェーデン社会保障研究の動向」『大原社会問題研究所雑誌』No.518、2002.1
渡辺満『イギリス医療と社会サービス制度の研究』溪水社、2005
'Working for a healthier tomorrow' - Dame Carol Black's review of the health of Britain's working age population, http://www.dh.gov.uk/en/Publicationsandstatistics/Publications/PublicationsPolicyAndGuidance/DH_083560　http://www.dwp.gov.uk/docs/hwwb-working-for-a-healthier-tomorrow.pdf

【第六章】

枝野幸男『「事業仕分け」の力』集英社新書、2010
北沢栄『官僚利権――国民には知らされない霞が関の裏帳簿』実業之日本社、2010
京極高宣「日本の福祉政策についての試論」『MS&AD基礎研REVIEW』2010.8
厚生労働省「中医協の在り方の見直しについて　資料1」2005.2.16 http://www.kantei.go.jp/jp/singi/syakaihosyou/dai6/6siryou1.pdf
クロフォード・F・サムス著、竹前栄治編訳『GHQサムス准将の改革――戦後日本の医療福祉政策の原点』桐書房、2007

「特集　アジア・太平洋地域の医療保障制度」『医療と社会』vol.18 No.1、2008.5
古瀬徹、塩野谷祐一編『先進諸国の社会保障　4　ドイツ』東京大学出版会、1999
松田亮三編著『健康と医療の公平に挑む――国際的展開と英米の比較政策分析』勁草書房、2009
松本勝明『ドイツ社会保障論　1　医療保険』信山社出版、2003
松山幸弘『アメリカの医療改革――日本は何を学ぶべきか』東洋経済新報社、1994
真野俊樹『日本の医療はそんなに悪いのか？――正したほうがいい30の誤解』薬事日報社、2002
真野俊樹「医療の危機と今後――シュンペーターとイギリスを参考に」『週刊社会保障』2007.1.15
真野俊樹「タイとシンガポールの医療」『週刊社会保障』2007.5.14
真野俊樹「日本に似た医療制度を持つフランスでの医療改革」『週刊社会保障』2008.9.8
真野俊樹「英国における最近の医療状況とGP」『週刊社会保障』2009. 8 .31
真野俊樹「インドの医療」『週刊社会保障』2010.6.14
真野俊樹「ドイツにおける社会保障の動き――新自由主義の萌芽？」『週刊社会保障』2010.11.15
真野俊樹「医療を巡る文科系学問と医療政策」『共済総合研究』62号、2011.3
真野俊樹「フランス医療制度から日本への示唆――日本に近い制度を持つ国からの学び」『共済総合研究』63号、2011.9
真野俊樹「中国の医療と市場原理――もう一つのアメリカか否か」『週刊社会保障』2011.9.19
真野俊樹「医療における規制制度・改革の論点――スウェーデン視察も踏まえて」『共済総研レポート』2011.10
丸尾直美『スウェーデンの経済と福祉――現状と福祉国家の将来』中央経済社、1992
三浦淑子「フランスにおけるONDAM制度」日医総研『海外レポート』No.95、2005
南和友『こんな医療でいいですか？――日本で行われている医療　ドイツで行われている医療』はる書房、2004
南和友『こんな医療でいいですか？――ドイツから日本へ―30年ぶ

たな同盟』日本経済新聞社、1999
アンソニー・ギデンズ著、今枝法之、干川剛史訳『第三の道とその批判』晃洋書房、2003
ジョーン・クラーク、ディビド・ボスウェル編、大山博、武川正吾、平岡公一訳『イギリス社会政策論の新潮流――福祉国家の危機を超えて』法律文化社、1995
ポール・クルーグマン著、三上義一訳『格差はつくられた――保守派がアメリカを支配し続けるための呆れた戦略』早川書房、2008
濃沼信夫『医療のグローバル・スタンダード――Data&解説』エルゼビア・サイエンスミクス、2000
厚生労働省編『世界の厚生労働2009――2007～2008年海外情勢報告』TKC出版、2009
河本佳子『スウェーデンの作業療法士――大変なんです！　でも最高に面白いんです』新評論、2000
L・コーン、J・コリガン、M・ドナルドソン編、米国医療の質委員会、医学研究所著、医学ジャーナリスト協会訳『人は誰でも間違える――より安全な医療システムを目指して』日本評論社、2000
近藤克則『「医療費抑制の時代」を超えて――イギリスの医療・福祉改革』医学書院、2004
杉田米行編著『日米の社会保障とその背景』大学教育出版、2010
大和総研「第11回マサチューセッツ州の医療改革に対する評価」
高岡望『日本はスウェーデンになるべきか』PHP新書、2010
武内和久、竹之下泰志『公平・無料・国営を貫く英国の医療改革』集英社新書、2009
田中滋、二木立編著『医療制度改革の国際比較』〈講座医療経済・政策学〉6　勁草書房、2007
土田武史、田中耕太郎、府川哲夫編著『社会保障改革――日本とドイツの挑戦』ミネルヴァ書房、2008
中尾武彦『アメリカの経済政策――強さは持続できるのか』中公新書、2008
中浜隆『アメリカの民間医療保険』日本経済評論社、2006
ブルーノ・パリエ著、近藤純五郎監修、林昌宏訳『医療制度改革――先進国の実情とその課題』文庫クセジュ　白水社、2010
原田啓一郎「フランスの高齢者介護制度の展開と課題」『海外社会保障研究』Winter 2007 No.161
広井良典、駒村康平編『アジアの社会保障』東京大学出版会、2003

研究機構、2002
アキよしかわ『日本人が知らない日本医療の真実』幻冬舎メディアコンサルティング、2010
天野拓『現代アメリカの医療改革と政党政治』ミネルヴァ書房、2009
井伊雅子編『アジアの医療保障制度』東京大学出版会、2009
池田省三「サブシディアリティ原則と介護保険」『季刊社会保障研究』2000年秋号
石川義弘『市場原理とアメリカ医療——日本の医療改革の未来形　自由競争・医療格差社会を生き抜くアメリカ式医療経営入門』医学通信社、2007
伊藤善典『ブレア政権の医療福祉改革——市場機能の活用と社会的排除への取組み』ミネルヴァ書房、2006
伊奈川秀和「フランスの社会保障財政改革」『フィナンシャル・レビュー』2006.9
G・エスピン＝アンデルセン著、渡辺雅男、渡辺景子訳『ポスト工業経済の社会的基礎——市場・福祉国家・家族の政治経済学』桜井書店、2000
小川晃一『サッチャー主義』木鐸社、2005
奥田七峰子「フランス医療制度、社会保障制度研究」http://naoko.okuda.free.fr/medical1.html
奥田七峰子「フランスにおける診療報酬決定プロセスに関する調査」日医総研『海外レポート』No.96、2006
奥村芳孝『スウェーデンの高齢者ケア戦略』筒井書房、2010
小椋正立、デービッド・ワイズ編『「日米比較」医療制度改革——日本経済研究センター・NBER共同研究』日本経済新聞社、2002
小澤徳太郎『スウェーデンに学ぶ「持続可能な社会」——安心と安全の国づくりとは何か』朝日選書、2006
加藤智章「フランスにおける医療費抑制策の変遷——2004年8月13日の医療保険に関する法律をめぐって」『社会保険旬報』2272号、2006.3.1
加藤智章「フランスにおける医療保険者の役割」『健保連海外医療保障』85号、2010.3
川北稔『イギリス近代史講義』講談社現代新書、2010
北岡孝義『スウェーデンはなぜ強いのか——国家と企業の戦略を探る』PHP新書、2010
アンソニー・ギデンズ著、佐和隆光訳『第三の道——効率と公正の新

広井良典「日本の社会保障」『海外社会保障研究』135号、2001
マイケル・E・ポーター、エリザベス・オルムステッド・テイスバーグ著、山本雄士訳『医療戦略の本質——価値を向上させる競争』日経BP社、2009
真野俊樹『健康マーケティング』日本評論社、2005
見田宗介『社会学入門——人間と社会の未来』岩波新書、2006
宮本太郎編『比較福祉政治——制度転換のアクターと戦略』早稲田大学出版部、2006
宮本太郎『福祉政治——日本の生活保障とデモクラシー』有斐閣、2008
宮本太郎『社会保障——セキュリティの構造転換へ』〈自由への問い〉2　岩波書店、2010
山岸俊男『社会的ジレンマ——「環境破壊」から「いじめ」まで』PHP新書、2000
山口二郎『政権交代論』岩波新書、2009
山口二郎『政治のしくみがわかる本』岩波ジュニア新書、2009
ジェイムス・ライリー著、門司和彦訳者代表『健康転換と寿命延長の世界誌』明和出版、2008
ジュリアン・ルグラン著、郡司篤晃監訳『公共政策と人間——社会保障制度の準市場改革』聖学院大学出版会、2008
渡辺治、二宮厚美、岡田知弘、後藤道夫『新自由主義か新福祉国家か——民主党政権下の日本の行方』旬報社、2009
渡部昇一『知的余生の方法』新潮新書、2010

【第五章】
「インドの医師　貧しい人にも良質な医療を　大勢で安い掛け金　保険創設　マザー・テレサとの出会い　活動の契機」『日本経済新聞』2010.10.17
「NHS改革案に賛否両論——NYタイムズ報道」『国際医薬品情報』2010.8.9. 通巻第919号
「海外時報　米国　オバマとともに動き出す医療改革　山積するアイデアと利害錯綜で始まる攻防（マネジドケア後の無力）」『医薬経済』2009.1.15
「世界の医薬品業界　薬剤費抑制に邁進する欧州」『医薬経済』2008.4.15
『要介護高齢者の終末期における医療に関する研究報告書』医療経済

大山博、武川正吾、炭谷茂、平岡公一編著『福祉国家への視座――揺らぎから再構築へ』MINERVA福祉ライブラリー　ミネルヴァ書房、2000
貝塚啓明「社会保障をめぐるいくつかの問題」『フィナンシャル・レビュー』1997.12
ジェームズ・キャントン著、椿正晴訳『極端な未来　政治社会編』主婦の友社、2008
小池洋次『政策形成の日米比較――官民の人材交流をどう進めるか』中公新書、1999
佐伯啓思『「欲望」と資本主義――終りなき拡張の論理』講談社現代新書、1993
齊藤誠『競争の作法――いかに働き、投資するか』ちくま新書、2010
堺屋太一『凄い時代――勝負は二〇一一年』講談社、2009
佐和隆光『資本主義は何処へ行く』NTT出版、2002
マイケル・サンデル著、菊池理夫訳『リベラリズムと正義の限界』勁草書房、2009
新川敏光『日本型福祉レジームの発展と変容』ミネルヴァ書房、2005
塩野谷祐一『経済と倫理――福祉国家の哲学』東京大学出版会、2002
塩野谷祐一『エッセー　正・徳・善――経済を「投企」する』ミネルヴァ書房、2009
高城和義『パーソンズ医療社会学の構想』岩波書店、2002
橘木俊詔『安心の経済学――ライフサイクルのリスクにどう対処するか』岩波書店、2002
橘木俊詔編『政府の大きさと社会保障制度――国民の受益・負担からみた分析と提言』東京大学出版会、2007
田中滋『医療政策とヘルスエコノミクス』日本評論社、1993
東京大学医療政策人材養成講座編『「医療政策」入門――医療を動かすための13講』医学書院、2009
Ｐ・Ｆ・ドラッカー著、上田惇生編訳『チェンジ・リーダーの条件――みずから変化をつくりだせ！』ダイヤモンド社、2000
中西輝政『なぜ国家は衰亡するのか』PHP新書、1998
二木立『医療経済・政策学の視点と研究方法』勁草書房、2006
アントニオ・ネグリ、マイケル・ハート著、水嶋一憲、酒井隆史、浜邦彦、吉田俊実訳『帝国――グローバル化の世界秩序とマルチチュードの可能性』以文社、2003
広井良典『日本の社会保障』岩波新書、1999

ベルナール・シャバンス著、宇仁宏幸、中原隆幸、斎藤日出治訳『入門制度経済学』ナカニシヤ出版、2007
瀬岡吉彦、宮本守編著『医療サービス市場化の論点』東洋経済新報社、2001
田近栄治、佐藤主光編『医療と介護の世代間格差——現状と改革』東洋経済新報社、2005
西村周三『医療の経済分析』東洋経済新報社、1987
西村周三『医療と福祉の経済システム』ちくま新書、1997
西村周三『保険と年金の経済学』名古屋大学出版会、2000
クリストファー・ピアソン著、田中浩、神谷直樹訳『曲がり角にきた福祉国家——福祉の新政治経済学』未來社、1996
松原隆一郎『経済思想』新世社、2001
真野俊樹「医療における価格メカニズム再考——医師のモラルハザードは減少するか」『社会保険旬報』2000.11.1
丸山徹編『現代経済事情』培風館、2011
Arrow, K., (1963) "Uncertainty and the welfare economics of medical care", *American Economic Review* 53:941-973.
Newhouse, J. P., (1993) "An iconoclastic view of health cost containment", *Health Affairs* 16:152-171.

【第四章】

足立幸男、森脇俊雅編著『公共政策学』ミネルヴァ書房、2003
井原辰雄『医療保障法——医療制度改革の新たなフレームワーク』明石出版、2006
今村龍之助『ドラッカーとトヨタ式経営——成功する企業には変わらぬ基本原則がある』ダイヤモンド社、2008
印南一路、堀真奈美、古城隆雄『生命と自由を守る医療政策』東洋経済新報社、2011
宇沢弘文、鴨下重彦編『社会的共通資本としての医療』東京大学出版会、2010
埋橋孝文『現代福祉国家の国際比較——日本モデルの位置づけと展望』日本評論社、1997
G・エスピン＝アンデルセン著、岡沢憲芙、宮本太郎監訳『福祉資本主義の三つの世界』ミネルヴァ書房、2001
大屋雄裕『自由とは何か——監視社会と「個人」の消滅』ちくま新書、2007

療費』東京大学出版会、1996
菅沼隆監修『日本社会保障基本文献集　解説』日本図書センター、2008
高久史麿編『医の現在』岩波新書、1999
橘木俊詔『日本の経済格差——所得と資産から考える』岩波新書、1998
田中滋「医療と経済」丸山徹編『現代経済事情』培風館、2011
野村拓『講座医療政策史』桐書房、2009
ロバート・L・ハイルブローナー著、八木甫、浮田聡、堀岡治男、松原隆一郎、奥井智之訳『入門経済思想史　世俗の思想家たち』ちくま学芸文庫、2001
秦郁彦『病気の日本近代史——幕末から平成まで』文藝春秋、2011
樋口範雄『医療と法を考える——救急車と正義』法学教室Library 有斐閣、2007
吉原健二、和田勝『日本医療保険制度史　増補改訂版』東洋経済新報社、2008

【第三章】

アリストテレス著、山本光雄訳『政治学』岩波文庫、1961
井伊雅子、大日康史『医療サービス需要の経済分析』日本経済新聞社、2002
岩井克人『二十一世紀の資本主義論』筑摩書房、2000
漆博雄編『医療経済学』東京大学出版会、1998
大森正博『医療経済論』〈シリーズ・現代経済の課題〉岩波書店、2008
ホセ・オルテガ・イ・ガセット著、桑名一博訳『大衆の反逆』白水社、2009
柿原浩明『入門医療経済学』日本評論社、2004
ジョン・K・ガルブレイス著、斎藤精一郎訳『不確実性の時代』講談社学術文庫、2009
川上武『技術進歩と医療費——医療経済論』勁草書房、1986
郡司篤晃『医療システム研究ノート』丸善、1998
佐和隆光『漂流する資本主義——危機の政治経済学』ダイヤモンド社、1999
佐和隆光編『「改革」の条件——市場主義の貧困を超えて』岩波書店、2001

本部医療福祉部グループ監修・編集『医療経営データ集　数値で理解する医療・介護業界の最新動向、2011』〈医療経営士サブテキストシリーズ〉1　日本医療企画、2011
湯浅景元『最先端医学はここまでできる』青春文庫、2008
吉田あつし『日本の医療のなにが問題か』NTT出版、2009
読売新聞医療情報部『数字でみるニッポンの医療』講談社現代新書、2008
マーク・ロバーツ、ウィリアム・シャオ、ピーター・バーマン、マイケル・ライシュ著、中村安秀、丸井英二監訳、ハーバード大学卒業生翻訳チーム訳『実践ガイド・医療改革をどう実現すべきか』日本経済新聞出版社、2010
Newhouse, J. P., (1992) "Medical care costs: how much welfare loss?", *J Econ Perspect.* 6:3-21.

【第二章】

アダム・スミス著、大河内一男監訳『国富論』中公文庫、1978
猪木武徳『戦後世界経済史——自由と平等の視点から』中公新書、2009
大野吉輝「現金給付対現物給付」『大阪府立大学経済研究』1977.1
小川鼎三『医学の歴史』中公新書、1964
小俣和一郎『精神医学の歴史』レグルス文庫　第三文明社、2005
笠原英彦『日本の医療行政——その歴史と課題』慶應義塾大学出版会、1999
金津赫生『日本近代医学史——幕末からドイツ医学導入までの秘話』悠飛社、2009
兼松隆之「平成15年度長崎大学医学部医学科卒業式祝辞」http://www.med.nagasaki-u.ac.jp/med/student/sotsugyo/sotsugyo_syukuji2004.html
吉良枝郎『明治期におけるドイツ医学の受容と普及——東京大学医学部外史』築地書館、2010
小峯敦『ベヴァリッジの経済思想——ケインズたちとの交流』昭和堂、2007
小峯敦編『福祉の経済思想家たち　増補改訂版』ナカニシヤ出版、2010
相良知安HP　http://sagarachian.jp/main/
地主重美「国民医療費と医療保険」社会保障研究所編『医療保障と医

真野俊樹『入門 医療経済学――「いのち」と効率の両立を求めて』中公新書、2006
真野俊樹『医療経済学で読み解く医療のモンダイ』医学書院、2008
真野俊樹『グローバル化する医療――メディカルツーリズムとは何か』岩波書店、2009
真野俊樹『医療マーケティング 実践編』日本評論社、2009
真野俊樹『医療マーケティング 新版』日本評論社、2011
兪炳匡『「改革」のための医療経済学』メディカ出版、2006
結城康博『医療の値段――診療報酬と政治』岩波新書、2006
渡辺深『経済社会学のすすめ』八千代出版、2002

【第一章】
新井裕充『行列のできる審議会――中医協の真実』ロハスメディア、2010
池上直己、J・C・キャンベル『日本の医療――統制とバランス感覚』中公新書、1996
池上直己『ベーシック医療問題』（第4版）日経文庫、2010
印南一路『「社会的入院」の研究――高齢者医療最大の病理にいかに対処すべきか』東洋経済新報社、2009
太田肇『選別主義を超えて――「個の時代」への組織革命』中公新書、2003
貝塚啓明、財務省財務総合政策研究所編著『医療制度改革の研究――持続可能な制度の構築に向けて』中央経済社、2010
川上武『21世紀への社会保障改革――医療と福祉をどうするか』勁草書房、1997
河口洋行『医療の経済学　第２版』日本評論社、2012
経済産業省編、伊藤元重監修『社会保障改革ビジョン――経済成長と持続可能な社会保障の好循環の実現』経済産業調査会、2011
権丈善一『日本の社会保障と医療』〈再分配政策の政治経済学〉１慶應義塾大学出版会、2005
鈴木亘、八代尚弘編『成長産業としての医療と介護――少子高齢化と財源難にどう取り組むか』日本経済新聞出版社、2011
田近栄治、尾形裕也編著『次世代型医療制度改革』ミネルヴァ書房、2009
辻哲夫『日本の医療制度改革がめざすもの』時事通信出版局、2008
日本政策投資銀行企業金融第4部医療・生活室、日本経済研究所調査

参考文献

【複数章にまたがる参考文献】
ミシェル・アルベール著、久水宏之監修、小池はるひ訳『資本主義対資本主義　新装版』竹内書店新社、2008
猪飼周平『病院の世紀の理論』有斐閣、2010
伊東光晴『政権交代の政治経済学——期待と現実』岩波書店、2010
大野吉輝『社会サービスの経済学』勁草書房、1991
笠木映里『公的医療保険の給付範囲——比較法を手がかりとした基礎的考察』〈九州大学法学叢書〉2　有斐閣、2008
金子充、堅田香緒里、平野寛弥「社会政策における「普遍主義」の再検討——シティズンシップ論の視角から」日本社会福祉学会第57回全国大会理論第3分科会報告レジュメ、2009.10.11
アンソニー・ギデンズ、渡辺聰子『日本の新たな「第三の道」——市場主義改革と福祉改革の同時推進』ダイヤモンド社、2009
小峯敦編『福祉国家の経済思想——自由と統制の統合』ナカニシヤ出版、2006
島崎謙治『日本の医療——制度と政策』東京大学出版会、2011
新川敏光、宮本太郎、真柄秀子、井戸正伸『比較政治経済学』有斐閣アルマ　有斐閣、2004
橘木俊詔『安心の社会保障改革——福祉思想史と経済学で考える』東洋経済新報社、2010
富永健一『社会変動の中の福祉国家——家族の失敗と国家の新しい機能』中公新書、2001
二木立『民主党政権の医療政策』勁草書房、2011
西村周三、田中滋、遠藤久夫編著『医療経済学の基礎理論と論点』〈講座医療経済・政策学〉1　勁草書房、2006
根井雅弘『現代の経済学——ケインズ主義の再検討』講談社学術文庫、1994
野中尚人『自民党政治の終わり』ちくま新書、2008
ロバート・ハイルブローナー、ウィリアム・ミルバーグ著、香内力訳『経済社会の興亡』ピアソン・エデュケーション、2000
真野俊樹『医療マネジメント』日本評論社、2004

真野俊樹（まの・としき）

1961年（昭和36年），名古屋市生まれ．87年，名古屋大学医学部医学科卒業．95年，コーネル大学医学部（薬理学）研究員．2000年，レスター大学大学院でＭＢＡを取得．2004年，京都大学で博士（経済）を取得．国立医療・病院管理研究所協力研究員，昭和大学医学部講師等を経て，現在，多摩大学医療リスクマネジメント研究所教授．専攻，医療経済・経営学．
著書『入門 医療経済学』（中公新書，2006）
『医療マーケティング　新版』（日本評論社，2011）
『医療マーケティング　実践編』（日本評論社，2009）
『グローバル化する医療』（岩波書店，2009）
『人事・管理職のためのメンタルヘルス・マネジメント入門』（ダイヤモンド社，2009）
『医療マネジメント』（日本評論社，2004）
ほか多数

入門《にゅうもん》 医療政策《いりょうせいさく》
中公新書 2177

2012年８月25日発行

著　者　真野俊樹
発行者　小林敬和

本文印刷　三晃印刷
カバー印刷　大熊整美堂
製　本　小泉製本

発行所　中央公論新社
〒104-8320
東京都中央区京橋 2-8-7
電話　販売 03-3563-1431
　　　編集 03-3563-3668
URL http://www.chuko.co.jp/

Published by CHUOKORON-SHINSHA, INC.
Printed in Japan　ISBN978-4-12-102177-9 C1231

中公新書刊行のことば

いまからちょうど五世紀まえ、グーテンベルクが近代印刷術を発明したとき、書物の大量生産は潜在的可能性を獲得し、いまからちょうど一世紀まえ、世界のおもな文明国で義務教育制度が採用されたとき、書物の大量需要の潜在性が形成された。この二つの潜在性がはげしく現実化したのが現代である。

いまや、書物によって視野を拡大し、変りゆく世界に豊かに対応しようとする強い要求を私たちは抑えることができない。この要求にこたえる義務を、今日の書物は背負っている。だが、その義務は、たんに専門的知識の通俗化をはかることによって果たされるものでもなく、通俗的好奇心にうったえて、いたずらに発行部数の巨大さを誇ることによって果たされるものでもない。現代を真摯に生きようとする読者に、真に知るに価いする知識だけを選びだして提供すること、これが中公新書の最大の目標である。

私たちは、知識として錯覚しているものによってしばしば動かされ、裏切られる。私たちは、作為によってあたえられた知識のうえに生きることがあまりに多く、ゆるぎない事実を通して思索することがあまりにすくない。中公新書が、その一貫した特色として自らに課すものは、この事実のみの持つ無条件の説得力を発揮させることである。現代にあらたな意味を投げかけるべく待機している過去の歴史的事実もまた、中公新書によって数多く発掘されるであろう。

中公新書は、現代を自らの眼で見つめようとする、逞しい知的な読者の活力となることを欲している。

一九六二年一一月

医学・医療

q1

39	医学の歴史	小川鼎三
1618	タンパク質の生命科学	池内俊彦
1917	コラーゲンの話	大崎茂芳
1523	血栓の話	青木延雄
1623	高血圧の医学	塩之入洋
2057	突然死の話	沖重薫
1960	肺の生活習慣病（COPD）	木田厚瑞
2077	胃の病気とピロリ菌	浅香正博
1467	皮膚の医学	田上八朗
2022	放射線医療	大西正夫
1877	感染症	井上栄
2078	寄生虫病の話	小島荘明
781	毒の話	山崎幹夫
1048	薬の話	山崎幹夫
2154	月経のはなし	武谷雄二
1898	健康・老化・寿命	黒木登志夫
1290	がん遺伝子の発見	黒木登志夫
1973	小児がん	細谷亮太 真部淳
691	胎児の世界	三木成夫
1314	日本の医療	J・C・キャンベル 池上直己
1851	入門 医療経済学	真野俊樹
958	インフォームド・コンセント	水野肇
1518	老いはこうしてつくられる	正高信男
2142	超高齢者医療の現場から	後藤文夫
1478	ヒトラーの震え 毛沢東の摺り足	小長谷正明
1620	科学捜査の事件簿	瀬田季茂
2177	入門 医療政策	真野俊樹

1936 アダム・スミス 堂目卓生
1465 市場社会の思想史 間宮陽介
1853 物語 現代経済学 根井雅弘
2008 市場主義のたそがれ 根井雅弘
1841 現代経済学の誕生 伊藤宣広
2123 新自由主義の復権 八代尚宏
1896 日本の経済―歴史・現状・論点 伊藤　修
2024 グローバル化経済の転換点 中井浩之
726 幕末維新の経済人 坂本藤良
1527 金融工学の挑戦 今野　浩
2041 行動経済学 依田高典
1658 戦略的思考の技術 梶井厚志
1871 故事成語でわかる経済学のキーワード 梶井厚志
1824 経済学的思考のセンス 大竹文雄
2045 競争と公平感 大竹文雄

1893 不況のメカニズム 小野善康
1078 複合不況 宮崎義一
2116 経済成長は不可能なのか 盛山和夫
2124 日本経済の底力 戸堂康之
1657 地域再生の経済学 神野直彦
1737 経済再生は「現場」から始まる 山口義行
2021 マイクロファイナンス 菅　正広
2069 影の銀行 河村健吉
1941 サブプライム問題の正しい考え方 倉橋　透・小林正宏
2064 通貨で読み解く世界経済 小林正宏・中林伸一
2145 G20の経済学 中林伸一
2132 金融が乗っ取る世界経済 ロナルド・ドーア
2111 消費するアジア 大泉啓一郎
1932 アメリカの経済政策 中尾武彦
2031 IMF（国際通貨基金） 大田英明
290 ルワンダ中央銀行総裁日記（増補版） 服部正也
1784 コンプライアンスの考え方 浜辺陽一郎

1842 「失われた十年」は乗り越えられたか 下川浩一
1700 能力構築競争 藤本隆宏
1074 企業ドメインの戦略論 榊原清則
1789 組織を変える〈常識〉 遠田雄志

社会・生活

中公新書

環境・福祉

r 1

- 348 水と緑と土（改版） 富山和子
- 1156 日本の米―環境と文化はかく作られた 富山和子
- 1902 農のある人生 瀧井宏臣
- 1991 イワシはどこへ消えたのか 本田良一
- 1752 自然再生 鷲谷いづみ
- 1906 海ゴミ―拡大する地球環境汚染 小島あずさ 眞淳平
- 1075 現代思想としての環境問題 佐倉統
- 2120 気候変動とエネルギー問題 深井有
- 1648 入門 環境経済学 日引聡 有村俊秀
- 2016 排出取引 天野明弘
- 2115 グリーン・エコノミー 吉田文和
- 1743 循環型社会 吉田文和
- 1288 生殖革命と人権 金城清子
- 1638 胎児の複合汚染 森千里
- 1646 人口減少社会の設計 松谷明彦 藤正巌

- 1498 痴呆性高齢者ケア 小宮英美
- 1756 高齢者虐待 小林篤子
- 1776 福祉工学の挑戦 伊福部達